减少孤独症谱系障碍儿童焦虑的 10 个步骤

10 Steps to Reducing Your Child's Anxiety on the Autism Spectrum

——基于认知行为疗法的"趣味情绪体验活动"家长手册

主编　米歇尔·加内特（Michelle Garnett）

托尼·阿特伍德（Tony Attwood）

路易丝·福特（Louise Ford）

史蒂芬妮·伦汉姆（Stefanie Runham）

茱莉亚·库克（Julia Cook）

主译　贾美香　彭旦媛　杨凤美　贾　萌

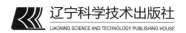

U0225799

辽宁科学技术出版社

LIAONING SCIENCE AND TECHNOLOGY PUBLISHING HOUSE

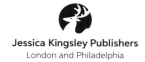

Jessica Kingsley Publishers

London and Philadelphia

图书在版编目（CIP）数据

减少孤独症谱系障碍儿童焦虑的10个步骤 /（澳）米歇尔·加内特（Michelle Garnett）等主编；贾美香等主译. -- 沈阳：辽宁科学技术出版社，2024.6
　　ISBN 978-7-5591-3441-7

　Ⅰ. ①减… Ⅱ. ①米… ②贾… Ⅲ. ①小儿疾病 – 孤独症 – 焦虑 – 治疗 Ⅳ. ①R749.940.5

中国国家版本馆CIP数据核字（2024）第027845号

First published in 2020 by Jessica Kingsley Publishers,
An imprint of John Murray Press,
Part of Hodder & Stoughton Limited,
An Hachette Company

Henry the Happy Honeydew and his Feeling Friends were conceived and created by Manon Garnett when she was nine years old.

This translation of 10 Steps to Reducing Your Child's Anxiety on the Autism Spectrum is published by arrangement with Jessica Kingsley Publishers Ltd www.jkp.com

著作权号：06-2022-79　　　　　　　　　　　　　　　**版权所有　侵权必究**

出版发行：辽宁科学技术出版社
　　　　　北京拂石医典图书有限公司
地　　址：北京海淀区车公庄西路华通大厦 B 座 15 层
联系电话：010-57252361/024-23284376
E－mail：fushimedbook@163.com
印　刷　者：汇昌印刷（天津）有限公司
经　销　者：各地新华书店

幅面尺寸：170mm×240mm　　　　　　　　　印　张：15.75
字　　数：249 千字　　　　　　　　　　　　印刷时间：2024 年 6 月第 1 次印刷
出版时间：2024 年 6 月第 1 版

责任编辑：李俊卿　陈　颖　　　　　　　　　责任校对：梁晓洁
封面设计：咏　潇　　　　　　　　　　　　　封面制作：咏　潇
版式设计：咏　潇　　　　　　　　　　　　　责任印制：丁　艾

如有质量问题，请速与印务部联系　联系电话：010-57262361

定　　价：89.00 元

翻译委员会名单

主译　贾美香　彭旦媛　杨凤美　贾　萌
译者　赵亚楠　王仕琼　戴梦颖　殷玉芳
　　　刘澍泓　杨玉玲　叶　华　李　琳
　　　张　燕　牛学霞　张会春

如何使用《趣味情绪体验活动手册》来减少孩子的焦虑

为什么孤独症儿童需要一本书来帮助他们识别和调节自己的情绪

识别情绪和调节自己情绪的能力在幼儿期就已经开始发展，掌握这一基本技能是一个人健康成长的关键里程碑。这些基本技能为一个人在整个一生中的自我调节、社会交往和积极关系提供基础。不幸的是，患有孤独症谱系障碍（autism spectrum disorder，ASD）的人在识别和管理情绪方面经常存在很大的困难，这一点在幼儿时期尤为明显。

在这本书中，作者选择使用术语 ASD 来表示孤独症谱系疾病，包括孤独症、阿斯伯格综合征和其他用来描述孤独症亚型的术语。

识别、表达和理解情绪方面的困难

ASD 幼儿在识别、表达和理解情绪方面存在明显的困难。通常，4～6岁的发育正常的儿童在被问及问题时，会表现出基本的情绪，如快乐、悲伤、愤怒、恐惧以及其他更复杂的情绪，此外，他们还能够识别自己和他人的各种情绪。而 ASD 儿童往往难以直观地用面部表情来表达他们的情绪，或偶尔可以从他们的面部表情发现其情绪变化。一些年龄较小的孤独症儿童可能会通过一些刻板行为来表达他们的情绪，比如在快乐时拍手，或通过其他非语言行为，如跺脚、走开和推人。此外，ASD 幼儿很难说出他们正在经历的情绪，所使用的短语可能是从父母那里"借用"来的，而他们并不完全理解这些短语的含义。

由于 ASD 幼儿在识别和理解情绪方面存在困难，他们也往往无法领会父母和老师明显的情绪迹象。例如，他们可能无法通过观察父母或老师的肢体语言表达（手臂交叉或皱眉），或听到父母或老师严厉的语气而感受到他们的愤怒。对于 ASD 儿童来说，将事件或行为与随后的感觉联系起来的情绪反应也很困难，而对于正常的同龄儿童来说，"察言观色"似乎是他们与生俱来的技能。因此，ASD 幼儿在与自己和他人的情绪有关的因果关系中挣扎。

在情绪调节和焦虑方面的困难

ASD 幼儿在调节或管理自己的情绪方面也有很大的困难。虽然许多儿童和成年人有时也会感到焦虑、愤怒或压力，但 ASD 幼儿更容易长时间、更强烈地经历这些情绪。研究表明，75% 的 ASD 儿童比年龄相仿的正常儿童会经历更高水平的情绪反应（Russell 和 Sofronoff，2005）。因此，由于 ASD 幼儿对自己的感受知之甚少，对日益增加的压力也知之甚少，他们无法在周围看似不可预测的世界中保持冷静。在他们看最喜欢的动画片时被打断，或者是同伴不按规则玩，可能会导致 ASD 幼儿快速和强烈的愤怒反应。同样地，诸如乘车前往幼儿园路线的改变、与同伴的互动、对痛苦的感官体验的预期以及由陌生的老师来代课等经历，都可能是这些孩子焦虑的来源。在这种情况下，孩子会以两种方式之一做出反应：他们要么避开刺激，退缩（逃跑）；要么发脾气，变得具有攻击性（打人）。

ASD 幼儿比正常发育的同龄孩子更容易出现焦虑症状。研究表明，大约 33% 的高功能 ASD 儿童同时伴有有症状的焦虑障碍，高达 60% 的儿童经历过高度焦虑（Mayes 等，2011）。此外，ASD 幼儿的焦虑反应比正常发育的儿童更严重，这种过度的焦虑反应本身也是 ASD 的重要缺陷 （Mayes 等，2011）。不幸的是，研究还表明如果没有干预，ASD 幼儿就会有很高的焦虑发生率，这个数字似乎在青春期和成年期有所增加。因此，对 ASD 儿童的焦虑和情绪调节困难进行有效的早期干预，以让他们学会识别和调节自己的情绪，并在发展过程中取得最佳效果，这一点是非常重要的。

经常经历强烈的情绪，包括愤怒和焦虑，会让 ASD 孩子和他的父母在情感上和身体上都精疲力竭。频繁的"崩溃"会导致 ASD 儿童与同龄人隔离，因为同龄人可能会害怕他的行为而敬而远之。从长远来看，焦虑往往会导致回避，这也意味着孩子没有太多机会发展学习、情感和社交技能。例如，由于存在社交焦虑，ASD 幼儿更愿意独处或仅专注于自己的特殊兴趣，而不是和同伴一起玩耍，这样他就很少有机会发展合作技能、灵活性、互惠能力、包容和建立友谊的技能。因此，对于 ASD 儿童和青少年来说，缺乏自信的社交技能（如发起对话）和负责任的社交技能（如，请求允许使用他人的物品）其实是因为他们存在严重的社交焦虑。此外，对于 ASD 儿童来说，焦虑与家庭压力和冲突的增加、学校拒绝、学业问题、消极思维方式的增加、孤独感和抑郁、问题行为的增加和生活质量的下降有关（Attwood, 2006; Cook, Donovan 和 Garnett, 2017; Mayes 等, 2011; Plows, 2013）。 因此，我们设计和评估了专门针对 ASD 儿童焦虑的治疗方法。

认知行为疗法

认知行为疗法（CBT）被认为是治疗包括抑郁和焦虑在内的各种心理疾病的"金标准"。CBT 已成功地应用于那些在临床中存在明显焦虑症状的儿童。包括 ASD 适应在内的改良版 CBT 已经成功地应用于患有焦虑和情绪障碍的青少年和成人 ASD 患者。虽然目前针对 ASD 和情绪调节困难儿童的改良版 CBT 的研究非常有限，但有限的研究显示了非常有希望的结果。

《趣味情绪体验活动》项目最初是基于托尼·阿特伍德（2004）开发的"探索焦虑"和"探索愤怒"项目。这两个项目是为 8～12 岁的 ASD 儿童设计的，并经过五项独立研究的评估（Clarke, Hill 和 Charman, 2017; Luxford, Hadwin 和 Kovshoff, 2017; McConachie 等, 2014; Sofronoff, Attwood 和 Hinton, 2005; Sofronoff 等, 2007）。因此，《趣味情绪体验活动》项目的组成部分被证实对 ASD 儿童有效。

此外，在两项针对年幼儿童的科学研究中，对《趣味情绪体验活动》项目进行了评估。第一项研究评估了《趣味情绪体验活动》项目在改善 4～6 岁 ASD 儿童情绪管理困难方面的有效性（Plows, 2013）。孩子们在 8 个 60 分钟的小组活动中完成了《趣味情绪体验活动》，而他们的父母在 8 个同时进行的 30 分钟小组活动中完成了家长活动。项目结束后，孩子们对自己情绪的意识及管理焦虑和愤怒的能力都有所提升。第二项研究评估了由父母在家中向 4～6 岁的孩子教授《趣味情绪体验活动》的有效性。家长们参加了 10 个 90 分钟的小组课，在这些课中他们被教授了这本书中描述的技能和策略。然后，他们在课程期间的一周内与孩子一起在家完成儿童活动（Cook 等, 2017）。

结果显示，在项目结束后的三个月的随访中，儿童的焦虑有所减轻。

《趣味情绪体验活动》的目标

本项目的主要目的是为 ASD 儿童的家长提供知识，以更好地了解孩子的情绪感知和表达能力，使他们有信心和能力实施干预措施，这些干预措施可以提高孩子识别和管理情绪的基本技能。

具体目标包括以下方面：
- 了解和识别自己和他人的基本情绪，如快乐、悲伤、放松、焦虑、愤怒、喜欢和爱
- 使用语言，特别是通过说话来识别情绪和表达情绪的强度
- 在成人的提示下，了解和使用放松等一般的情绪调节技能

在课程结束时，我们不期望孩子能精通情绪管理和表达技能，因为这并不现实。该项目的目标是帮助 ASD 儿童在情绪表达和管理方面进一步发展，这可以为他们成年后更高级的社交和情感交流提供基础支持。

关于《趣味情绪体验活动》

《趣味情绪体验活动》是由美国"Minds & Hearts"中心的临床心理学家开发的，这是一项针对父母和 4 ～ 6 岁儿童的团体认知行为治疗项目，可以提高 ASD 儿童和家庭管理焦虑的能力。然而，我们知道，并不是所有的家庭都能找到具有孤独症专业知识和技能的心理学专家，因此，我们重新设计了这门课程，以便让家长可以在家里完成。同样，临床心理学家或其他相关保健专业人员也可以和孩子的父母一起在治疗过程中使用这一方案。《趣味情绪体验活动》分为 10 个阶段，尽管没有硬性的规定，这个项目的执行速度大约是每周一个阶段。

最初四个阶段的目的是让家长准备好与孩子一起参与这一情绪体验方案。这些阶段包含了很多有价值的信息，可以帮助父母更好地了解他们的孩子，包括孩子的焦虑和孤独症谱系障碍程度。最后六个阶段利用前四个阶段对孩子情

绪的理解，来帮助父母使用六种情绪体验活动工具，与他们的孩子一起参加《趣味情绪体验活动》。经过作者团队几十年的临床经验，他们发现对患有焦虑和ASD 的儿童来说，有针对性的干预可以取得比较好的效果，父母和老师对儿童情绪的深入了解是干预措施的基本依据。

> 为了便于交流，作者会在书中随机使用他或她指代孩子，在书中提到的父母指代孩子的主要照顾者。

《趣味情绪体验活动》中每一个阶段都包含了活动信息和体验，以帮助父母更好地了解他们的孩子、了解他们的孤独症和焦虑症状。《趣味情绪体验活动》中的知识和策略来自当前的研究和几十年来与患有 ASD 和焦虑症的儿童相处的临床经验。基于对学习和实施新技能及想法的最佳方式的深刻理解，我们设计了《趣味情绪体验活动》，同时还加入了具体的、可测量的、可实现的、现实的、有时间限制的、切实可行的计划，以易于管理的步骤分阶段学习以及使用回顾总结来巩固学习。

目标和规划

在《趣味情绪体验活动》项目的每个阶段的最后，都可以制定一个周计划。周计划让家长有机会练习在每一步的阅读和写作活动中习得的技能和策略。我们在第一阶段的周计划中包括了一个目标设定工具，以确保家庭从《趣味情绪体验活动》中尽可能多地受益。周计划允许每周有一个新的开始，并清楚地了解为抚养孩子需要做出的改变。你可以放心，我们加入了已经发现的最有机会治疗 ASD 患儿的策略，并在我们自己的诊所里多次使用过这些策略。

回顾总结

在《趣味情绪体验活动》的每个阶段开始时，父母都会被要求停下来回顾总结他们如何在家里实施该项目。我们强烈建议父母在每个新阶段开始时，花点时间停下来回顾总结一下他们做了哪些不同的事情。回顾总结可以增加对新见解的认识，并确保新的学习被整合为一个可靠的、易于访问的知识库的一部分。

常见问题解答

在每个阶段的最后都有一个常见问题解答，用于描述周计划任务中常见的困难，以及如何面对这些挑战的建议。

目 录

第一阶段

理解孤独症谱系障碍孩子的焦虑

第一阶段概述

第一阶段的目的是帮助你了解孩子的孤独症谱系障碍和他们的焦虑。了解两者是帮助孩子应对挑战和发挥其潜在优势的关键。

在第一阶段中，你将了解到：
- ✓ 什么是 ASD？
- ✓ 什么是焦虑？
- ✓ ASD 儿童什么时候会感到焦虑？
- ✓ ASD 儿童焦虑的表现有哪些？
- ✓ 什么是崩溃？
- ✓ 情绪崩溃和发脾气有什么区别？
- ✓ 本阶段的目标。
- ✓ 周计划。

你需要：
- ✓ 这本书。

什么是孤独症谱系障碍（ASD）？

关于孤独症谱系障碍（ASD）有很多词汇，包括孤独症，高功能孤独症，阿斯伯格综合征和待分类的广泛性发育障碍（PDD-NOS）等等。本书中我们将使用孤独症谱系障碍（ASD）这个术语。ASD 是一个描述一个人大脑工作方式存在一些独特方面。但不幸的是，ASD 词组里有"障碍（disorder）"这个词——就像一个患有 ASD 的小男孩所说的那样，"但我的大脑非常有序！"我们更希望 ASD 中的"D"是指"差异（difference）"。也许当你读到 ASD 时，你可以理解为孤独症谱系差异！

那么，这两者有什么区别呢？从本质上说，ASD 患者的大脑无法天生或直觉地理解如何与他人交往。知道如何社交可以解释为：知道如何读懂面部表情，使用肢体语言，开始对话，知道我们为什么使用问候语和别人的名字问候他人，以及知道如何推断人们的想法和期望。因为 ASD 儿童在社交方面存在差异，有的孩子对社交是什么、如何做一无所知；而有的孩子能够通过使用大脑的其他区域来很好地管理社交。除了存在社交困难外，ASD 儿童在处理通过感官进入大脑的信息方面也有困难，在行为中表现出刻板和重复。换句话说，他们不能很好地适应变化或过渡，他们往往喜欢一遍又一遍地以相同的方式做事情。

根据一个人需要的支持程度，ASD 目前被分为 1 级、2 级或 3 级，分别对应于轻度、中度和重度。如果 ASD 儿童存在社交困难和刻板 / 重复行为（RRBs），那么意味着他需要社会支持。ASD 1 级仅需要相对较少的支持，而 ASD 3 级需要相当多的支持。ASD 儿童的分级可能会随着时间的推移而改变，这取决于个人的压力源、社会支持和应对策略。

目前多数人认为 ASD 是一种遗传相关疾病——也就是说，它是通过家族的基因传递的。已知某些遗传疾病会导致 ASD，如脆性 X 综合征。ASD 还与父母年龄较大、不良孕产史和某些疾病状况（例如结节性硬化症）有关。

随着我们对 ASD 细微表现的认识和理解更加深入，越来越多的人被诊断出患有这种疾病。目前的研究表明，每 59 人中就有 1 人被诊断为 ASD（Baioe 等，2018）。同样，随着我们对女性 ASD 患儿表现方式的认识和了解，越来越多的女孩被诊断为 ASD。虽然已知 ASD 在男孩中发病率更高，但我们目前估计的男女孩发病性别比例为 2：1（Rutherford 等，2016），而之前的估计为 4：1（APA，2013）。

单纯的 ASD 非常罕见，ASD 是一种神经发育异常，往往与其他的神经发育异常同时发生，智力障碍、语言表达障碍、注意缺陷多动障碍和特定的学习障碍（如，阅读障碍）通常与 ASD 并存。此外，情绪障碍（例如，抑郁症）在有 ASD 基因的家庭中很常见。因此，ASD 患儿通常也会存在焦虑和 / 或抑郁，部分原因是基因传播。

重要的是要记住，ASD 不是一种疾病，因此不需要治愈或治疗（尽管一些同时发生的情况，如焦虑，可能需要治疗）。ASD 是一种大脑的差异，显然，差异会使生活更具挑战性。然而，同样重要的是，要认识到 ASD 患儿的天赋和优势，许多 ASD 患者也可以成为社会的积极成员，拥有成功的职业、充实的人际关系和彼此相爱的家庭。

ASD 患儿的主要问题往往不是患有 ASD，而是社会对于 ASD 的无知和误解。了解 ASD 以及孩子的优势和困难所在是至关重要的，你可以支持你的孩子，并在其他人需要这种理解的情况下为他发声。

每个 ASD 儿童都有独特的个性和独特的好恶、天赋、优势和困难。然而，ASD 儿童也会表现出相似的优势和挑战。

活动：我的孩子的优势和挑战

以下是 ASD 儿童常见的一些优势和挑战。通读每一个描述，并记下你的孩子的优势和挑战。

（一）观点采择[注1]（心智理论）

☐　　ASD 儿童通常都很诚实。

☐　他们对他人的焦虑或躁动极为"合拍"、敏感，感觉这种情绪就像他们自己的一样。对 ASD 儿童来说，负面情绪似乎具有"传染性"。

☐　他们可能很难理解其他人的观点、信仰和感受与自己不同。例如，他们很难相信他们的朋友会喜欢自己不喜欢的东西。

☐　他们可能期望其他人对他们所经历的事件有相同的认识，即使这些人在这个事件发生时并不在场。

记录

注 1：观点采择是指儿童推断别人心理活动的能力，即设身处地理解他人的思想、愿望和情感等。

（二）社交互动

☐　ASD 儿童在伙伴关系中会很有爱心和同情心，通常这些品质要到童年后期才会出现。

☐　他们可能对同龄人的社交活动或交朋友感兴趣，也可能不感兴趣。

☐　他们可能会在游戏／活动的外围或独自玩耍。

☐　他们可能会在社会互动中寻求可预测性和可控制性，当其他人不遵守他们的规则或改变规则时，他们会出现攻击行为。

☐　他们可能会在分享、协作、互惠和自觉性方面遇到困难，因此可能在操场上玩时与其他孩子发生冲突。

☐　他们可能很难将自己了解的关于他人的信息整合到与他人互动的方式中。例如，他们可能知道其他孩子不关心浴室，但他们会继续和其他孩子谈论浴室的问题。

记录

（三）沟通

☐　ASD 儿童的沟通能力差异比较大。

☐　他们对词汇、句法和语法方面的运用可能很好，有点"成人化"。

☐　他们可能很难进行正常对话。

☐　他们可能会对诸如"淋了猫和狗"（原文"It's raining cats and dogs"意思为"倾盆大雨"）这样的短语做出字面解释。

☐　他们可能会使用正式、学究式的语言。

☐　他们可能难以理解他人的非口语交流。

记录

（四）游戏

☐ 一些 ASD 儿童有丰富的想象力。

☐ 他们通常可以一个人独自玩几个小时（如果这个活动是由他们自己选择的）。

☐ 他们可能有收集、整理和分类物品的倾向。

☐ 他们富有想象力的游戏往往非常单一，看起来似乎是非常刻板和重复的。

☐ 他们可能会表演看过的电影或电视情节。

记录

_____

_____

（五）学习能力

☐ ASD 儿童的学习能力各不相同。

☐ 他们通常在理解逻辑和物理世界、注意细节和记住事实方面很有天赋。

☐ 一些 ASD 儿童具有非常好的长期记忆能力。

☐ 一些 ASD 儿童阅读能力很强，这意味着他们学会阅读的时间要比预期的要早得多。

☐ 他们在课堂上很容易分心。

☐ 他们可能是完美主义者。

☐ 他们可能在书写的技巧上存在困难。

☐ 他们可能很快忘记指令或要求。

☐ 他们可能很难开始一项新的活动。

☐ 他们可能很难学会阅读、拼写、书写和 / 或使用数字。

记录

_____

_____

（六）运动与协调能力

☐ 一些 ASD 儿童具有极好的独自运动技能。

☐ 有一些 ASD 儿童存在运动障碍。

☐ 他们可能笨手笨脚，步态异常或很难接到球。

☐ 一些 ASD 儿童存在精细运动障碍（例如，书写和剪纸困难）。

☐ 他们可能肌张力低，容易疲劳。

记录

（七）感觉

☐ ASD 儿童可能对感觉体验过度敏感（也称为高度敏感或感觉过敏）。

☐ 最常见的是对特定的声音敏感，但也可能对触摸、光线、温度、气味、味道和食物的质地敏感。

☐ 当他们不知所措时，可能会试图通过逃跑、藏起来或破坏他们认为给他们带来痛苦的物体来屏蔽自己的感官。

☐ 有一些 ASD 儿童对感觉体验不太敏感（也称为低敏感）。

☐ 这些儿童在感觉体验达到最大值之前不会注意到感觉体验（例如，噪音、运动或触摸）。这些孩子往往会通过更多的感觉活动去寻求感官体验——例如，他们可能会触摸和舔物体，吃不可食用的物体。

☐ 一些儿童既存在过度敏感，也存在不太敏感。例如，他们可能对一些声音不敏感，但对另一些声音非常敏感（他们可能会把自己最喜欢的动画片音量调大，但抱怨其他人说话声太大）。

☐ 他们可能有很高的疼痛阈值。

☐ 他们可能感觉不到需要上厕所，也感觉不到饥饿、口渴或体温。

记录

（八）特殊兴趣

□ ASD 儿童可能对某个特别的话题非常感兴趣或非常关注。

□ 他们的特殊兴趣可以是快乐、知识、自我认同和自尊的来源。

□ 幼儿的特殊兴趣包括收集有关火车、飞机、电视节目和虚构人物（如，超级英雄）等主题的信息。

□ 他们可能很难脱离他们的特殊兴趣，也不知道什么时候该停止谈论自己的特殊兴趣。

记录

（九）情绪

□ ASD 儿童通常不会识别自己的基本情绪。

□ 他们可能很难通过口语或非口语形式表达情绪（例如，通过面部表情来表达情绪）。

□ 他们通常用不寻常的或不恰当的方式表达情绪（可能使用刻板的行为，如拍手或特定的习得的短语表达）。

□ 他们可能很难识别他人明显的情绪迹象，并对其做出适当反应，因此他们可能被误解为缺乏同理心。

□ 他们在一天的大部分时间里更容易感到焦虑、压力和沮丧，比同龄人更强烈，也更容易受到看似很小的诱因的影响。

□ 他们的情绪可以在几秒钟内从 0（无情绪）上升到 10（极端情绪，如愤怒）。

□ 他们可能不会表现出，或没有意识到情绪变化的早期迹象。

□ 很难理解是什么引发了 ASD 儿童的情绪反应。

□ 他们可能会发现很难调节自己的情绪。

□ 传统的帮助正常孩子冷静下来的尝试，比如一个拥抱或试图通过谈话解决问题，对 ASD 儿童通常没有效果。有时，这些方法甚至会增加他们的痛苦。

☐ ASD 儿童的焦虑水平可能比正常儿童更高，他们可能会被诊断为焦虑症，包括广泛性焦虑障碍、社交焦虑障碍、分离焦虑、恐惧症和强迫症。

记录

_____

_____

总结

在多年与 ASD 儿童相处的过程中，我们认为，了解孩子的优势和挑战是至关重要的，这样你就可以理解、支持和指导你的孩子。ASD 孩子的优势和挑战通常发生在以下方面：

- ✓ 观点采择（心智理论）
- ✓ 社交互动
- ✓ 交流
- ✓ 游戏
- ✓ 学习能力
- ✓ 运动与协调
- ✓ 感觉
- ✓ 特殊兴趣
- ✓ 情绪

什么是焦虑？

无论是孩子还是成年人，每个人都会时不时地感到焦虑。大多数人认为焦虑是一种紧张、担心的不舒服感。然而，"焦虑"的感觉只是焦虑的一个组成部分。焦虑是一种涉及想法、情绪、身体感觉和行为的生存本能反应。当一个人处于危险中（或认为自己处于危险中），本能地就会出现焦虑反应。焦虑的一些症状反应，如警觉性增强和向大脑提供更多氧气，可以帮助我们在危险中生存下来。所以，尽管我们可能不喜欢焦虑的体验，但我们需要焦虑！

让我们来看看焦虑的这四个组成部分是如何保护我们的。

（一）想法

想法是出现在我们大脑中的文字或图像。当我们感到焦虑时，我们的想法通常会马上对正在发生的糟糕事情进行预测和判断，（如果我们不采取行动）也许将无法生存或应对这个糟糕的事件。当我们经历焦虑时，我们也可能会在我们的脑海中看到坏事的发生或坏事的后果。这些想法会让我们感到"焦虑"。

（二）情绪

这是焦虑的主观感受。焦虑通常被描述为一种不舒服或消极的感觉。因为焦虑的感觉很不舒服，我们经常会动用积极的情绪通过采取行动来摆脱它（或它的原因）。

（三）身体信号

身体信号是指当我们的身体向我们发出信号，表明可能存在威胁，可能需要采取行动时，我们所注意到的身体感觉。这些变化是由恐惧感或感知到威胁的存在自动触发的，通常被称为"战斗、逃跑或僵住"反应的一部分。在"战斗、逃跑或僵住"反应中涉及的身体变化包括：

- 心率增快
- 呼吸频率增快
- 肌肉紧张
- 出汗
- 发抖
- 胃里有刺痛或恶心的感觉（即"感觉胃里有只蝴蝶"）

- 瞳孔扩张
- 需要小便、大便或呕吐

所有这些身体的变化都是在让我们做好准备去对抗危险，逃离危险或僵住不动（以避免被猛兽或敌人发现）。

（四）行为

行为是焦虑反应的最后一步，指的是焦虑时我们会选择做什么。通常，对于 ASD 儿童来说，这些行为包括打人、逃跑（通过逃避或拒绝进入某一种情况）或呆立不动（通过不说话、不发出声音或不移动来停止所有行动）。另外，行为也可能是试图让自己平静下来或减少焦虑（例如，通过深呼吸，寻求帮助，从 1 数到 10）。

什么时候焦虑会成为一个问题？

焦虑是人类进化出来的一种生存本能反应，可以帮助我们在出现危及生命的危险时能活下来。

如果一个人处于危险的情况下，焦虑反应会迅速而自动地被触发，以提醒他注意危险，并做好行动的准备。例如，想象你的孩子正在看电视，电视突然起火。你的孩子会想，"这是不安全的，这火会烧到我，伤害我！"然后，他们就会感到恐惧。接下来，他们的身体会发生变化，以帮助他们为行动做好准备。（例如，心跳加速，呼吸加快，开始出汗）。最后，他们会跑出房间采取行动。在这种真正危险的情况下，焦虑反应会迅速而自动地帮助你的孩子保护自己的安全。我们将引发焦虑的真正危险的情况称为"真实警报"。

然而，如果一个人认为有危险，但实际上根本没有危险，焦虑反应也会迅速而自动地发生。例如，想象一下把你的孩子送到学校去。你说了声"再见"，然后走出了教室。你的孩子会想，"这不安全。妈妈再也不会回来了。我要妈妈！"然后，他们就会感到恐惧。接下来，他们的身体会发生变化，以帮助他们为行动做好准备（例如，他们会心跳加速，呼吸加快，开始出汗）。最后，他们会采取行动，追着你跑。在这种安全的情况下，焦虑反应是没有帮助的。我们将引发焦虑的安全情况称为"错误警报"。

　　所有的孩子都会时不时地对错误的警报感到焦虑，因为他们还没有意识到情况是安全的，或者他们还没有意识到自己可以应对。在少数情况下，对错误警报的焦虑仍然是有用的。例如，考试前的适度焦虑可能会激励一个人尽最大努力去学习。或者体育赛事前的适度焦虑可能会引发身体变化，从而有助于身体发挥更好的表现。

　　但是，如果你的孩子经常在应对错误警报时感到焦虑，而这种焦虑就会干扰他们的生活，以至于他们经常感到痛苦，发现很难或不可能过正常的生活，那么焦虑就成了一个问题。

焦虑是 ASD 儿童的常见问题吗？

　　焦虑问题在 ASD 儿童中很常见。研究表明，大约 60% 的 1 ~ 5 岁 ASD 儿童（无智力残疾）的焦虑水平是有问题的（Mayes 等，2011）。不幸的是，年龄较大的 ASD 儿童、青少年和成人也存在高水平的焦虑，这表明儿童并不是简单地"长大"后就能摆脱焦虑（Lever 和 Geurts，2016; Strang 等，2012）。相反，ASD 儿童需要帮助来克服他们的焦虑。

总结

- ✓　焦虑是由想法、情绪、身体信号和行为组成的。
- ✓　时不时地经历焦虑是正常的，在某些情况下，焦虑是有帮助的。
- ✓　当焦虑频繁发生，并干扰日常生活时，它就会成为一个问题。
- ✓　"真实警报"会触发一种有益的焦虑反应，以使人免受伤害。
- ✓　"错误警报"会引发与真实情况不相符的无益焦虑。
- ✓　在所有年龄段的 ASD 患者中，不利或无益的焦虑反应都很常见。

ASD 儿童什么时候会感到焦虑？

许多引起正常发育儿童产生焦虑反应的因素也会引发孤独症儿童的焦虑。以下是引发幼儿焦虑的常见诱因。虽然对幼儿来说，由于这些触发因素而产生轻度的焦虑是"正常的"，但对焦虑已经成为问题的幼儿来说，这些触发因素往往会诱发产生高度的焦虑，严重影响了他们的日常生活。

活动：正常发育儿童出现焦虑的常见诱因

阅读下面列出的正常发育儿童出现焦虑的诱发因素，并标出引发你孩子产生焦虑的常见诱因。

（一）3 ~ 4 岁儿童焦虑的常见诱因

☐ 很大的噪音
☐ 新的体验 / 环境 / 人
☐ 关于怪物和鬼魂的书籍 / 故事 / 电视节目 / 想法
☐ 穿制服的人
☐ 黑暗
☐ 与父母或照顾者分离

（二）5 ~ 6 岁儿童焦虑的常见诱因

☐ 关于怪物和鬼魂的书籍 / 故事 / 电视节目 / 想法
☐ 媒体报道的可怕事件（例如，战争）
☐ 与父母或照顾者分离
☐ 黑暗
☐ 自然危险（例如，火灾、风、闪电）
☐ 动物
☐ 在晚上独自一人
☐ 生病了

☐ 迷路了
☐ 夜间噪音

由于 ASD 幼儿存在潜在的差异性问题（如上所述），他们通常也会对一系列其他诱因感到焦虑（这些诱因通常不会使大多数正常发育儿童感到焦虑）。以下是一组通常会引起 ASD 幼儿焦虑的常见因素。在书的后面，我们将讨论为什么 ASD 儿童在这些诱因下会感到焦虑。这样你就可以逐渐学会识别哪些因素是你的孩子产生焦虑的诱因。

活动：ASD 幼儿的焦虑诱因

阅读下面列出的与 ASD 相关的焦虑诱因，并标出引发你的孩子产生焦虑的诱因。

（一）变化和过渡

在 ASD 幼儿中，任何形式的改变都会引发焦虑，这是非常常见的。这些变化可能与环境、常规、情境或与孩子工作或照顾孩子的人有关。从一个活动转换到另一个活动，从一个情境转换到另一个情境或在教育 / 护理环境之间的过渡通常也会引发 ASD 儿童的焦虑。

我的孩子会对以下情况感到焦虑：
☐ 日常生活的小变化（即，从学校开车回家走不同的路线）
☐ 日常生活发生较大的变化（即，参加学校的"运动会"或其他特殊的非常规活动）
☐ 环境发生了改变（例如，更换了新家具）
☐ 重要人物的外表的变化（例如，一个最喜欢的叔叔留了胡子）
☐ 教育或护理人员发生了变化（例如，换了一位临时代课教师）
☐ 在活动之间的过渡（例如，在幼儿园从一个活动换到另一个活动）
☐ 在不同情况之间的过渡（例如，下午从学校过渡到家），即使是过渡到更喜欢的活动
☐ 在情境之间的转换（例如，在学年开始时换班）

☐　尝试新事物

☐　不确定接下来会发生什么

☐　在当前活动完成之前强行改变

（二）可控性

因为正常人可以控制自己的行动、行为和经历，所以当被别人告知这个"不行"，或计划需要调整时，我们不会感到焦虑。然而，患有 ASD 和焦虑障碍的儿童，如果他们认为，其他人正在试图控制他们的行为或经历时，他们可能会经历高水平的焦虑。

我的孩子会对以下情况感到焦虑：

☐　被告知"不行"

☐　被告知要"等待"

☐　其他人试图控制一种情况（例如，其他人试图改变活动或其他人要求孩子改变或转换场景）

☐　其他人试图调整孩子的"计划"，无论是他们对某一特定情况应该如何展开的"计划"，还是他们对一整天应该如何展开的"计划"

（三）感觉刺激

涉及味觉、嗅觉、触觉、视觉和听觉的大小感官体验会引发 ASD 儿童的痛苦和焦虑。

我的孩子会对以下情况感到焦虑：

☐　被其他儿童和 / 或（几代同堂的）大家庭成员和 / 或其他成年人不小心触摸

☐　被拥抱

☐　穿某些衣服（例如，鞋子，某些材质的衣服，紧身衣服，套头衫，有标签的衣服）

☐　脸上或衣服上有水

☐　梳头发或刷牙

☐　在皮肤上涂抹防晒霜、驱蚊剂或保湿霜

☐　其他触觉：＿＿＿＿＿＿＿＿＿＿＿＿＿＿＿＿＿＿＿＿

☐ 背景噪音过多

☐ 吹风机、吸尘器、学校铃声、火警警报声或割草机的噪音

☐ 其他噪音：＿＿＿＿＿＿＿＿＿＿＿＿＿＿＿＿＿＿

☐ 某些食物、潮湿的建筑物或香水的气味

☐ 其他气味：＿＿＿＿＿＿＿＿＿＿＿＿＿＿＿＿＿＿＿

☐ 某些类型的灯（例如，荧光灯或 LED 灯）

☐ 刺眼的阳光

☐ 楼梯（由于深度知觉差）

☐ 其他视觉感觉：＿＿＿＿＿＿＿＿＿＿＿＿＿＿＿＿

☐ 气温不合适

☐ 体温不正常

☐ 轻微的疼痛

☐ 其他感觉诱因：＿＿＿＿＿＿＿＿＿＿＿＿＿＿＿＿

（四）社交场合

许多 ASD 儿童在社交场合中都会感到焦虑。社交场合是指孩子与一个或多个人接触的任何场合。

我的孩子会对以下情况感到焦虑：

☐ 与陌生人见面

☐ 附近有陌生人

☐ 成年人打招呼

☐ 同龄人打招呼

☐ 成人交谈和提问

☐ 同龄人交谈和提问

☐ 一个同伴想和她一起玩

☐ 小组儿童（2 ~ 5 名儿童）

☐ 大组儿童（5 个或 5 个以上儿童）

☐ 有很多的人（例如，购物中心、派对、音乐会）

☐ 在学校参加小组活动

☐ 课堂提问

☐ 与作为社交和行为指导的父母或照护者分离

（五）学习情况

学习活动和学习环境都会引发 ASD 儿童的焦虑。虽然这种焦虑部分是由于这些学习环境中的社会因素造成的，但有时这种焦虑与学习活动或对孩子的要求有关。

我的孩子会对以下情况感到焦虑：
☐　书写活动
☐　阅读活动
☐　剪纸活动
☐　新的学业任务
☐　困难的学业任务
☐　对学业任务的批评或更正
☐　在活动中出错
☐　认为他们的工作并不完美
☐　其他：_____

总结

ASD 儿童在应对"典型"诱因和 ASD 特定诱因时会感到焦虑，包括：

✓　变化和过渡
✓　控制（或失去控制）
✓　感觉刺激
✓　社交场合
✓　学业情况。

ASD 儿童焦虑的表现有哪些?

正如我们前面所讨论的，焦虑涉及想法、情绪、身体的感觉和行为。虽然我们可以观察孩子的行为，但识别他们焦虑的想法、情绪和身体感觉往往需要与他们进行交谈。

活动：我的孩子表达焦虑的方式

以下是你的孩子可能能够向你表达的想法、情绪和身体感觉的描述。通读每一个描述，并标出你的孩子所做的陈述。

（一）想法

- ☐ 我不想去那里。
- ☐ 那只狗会咬我的。
- ☐ 我要摔倒了。
- ☐ 我做不到。
- ☐ 太难了。
- ☐ 我不喜欢这样。
- ☐ 我不知道会发生什么。
- ☐ 其他想法：_____。

（二）感觉

- ☐ 我很害怕。
- ☐ 我很紧张。
- ☐ 我很害羞。
- ☐ 我很担心。
- ☐ 我压力很大。
- ☐ 其他感觉：_____。

（三）身体感觉

☐ 我感觉不舒服。

☐ 我心里七上八下。

☐ 我的腿疼。

☐ 我的胸口疼。

☐ 其他身体感觉：_____。

　　然而，孩子要想告诉我们他们的想法、情绪和身体感觉，他们需要能够识别、解释和表达他们的内心体验。这对于幼儿来说通常比较困难，对于ASD 幼儿来说尤其困难。许多患有 ASD 的儿童（和成人）对他们的情绪、想法和身体感觉的意识较低，因此无法正确识别和解释自己的焦虑迹象。即使他们能够识别和解释自己的焦虑迹象，他们也可能难以用语言向我们表达，尤其是当他们的焦虑程度很高的时候。因此，我们通常知道 ASD 幼儿会因为感到焦虑而表现出一些特殊行为。他们的行为通常是痛苦的迹象或表现，是"战斗、逃跑或僵住"反应的一部分，是试图自我安抚或平静，或崩溃的迹象或表现（由情绪超负荷、认知超负荷或感官超负荷引起的极端情绪困扰）。

活动：我的孩子的焦虑行为

　　ASD 幼儿在经历焦虑时经常会表现出一些特殊的行为。下面是对这些焦虑行为的描述。通读每一种行为的描述，然后标出适用于你的孩子的行为。

（一）重复行为

　　"重复行为"一词指的是过去被称为"自我刺激行为"的行为。这些行为在每次发生时都以相同的方式执行。重复行为包括甩手、弹手指、撞头、嗅或舔东西。重复行为是 ASD 的核心特征之一。然而，许多 ASD 儿童在焦虑时会表现出明显的重复行为，以努力安抚自己。

我的孩子的表现：

☐　使劲甩手。

☐　弹手指。

☐　撞头。

☐　嗅东西。

☐　舔东西。

☐　在身体上摩擦物体。

☐　走来走去。

☐　转圈。

☐　上下跳跃。

☐　其他：_____。

我的孩子还会：

☐　在难过时做这些行为。

☐　似乎被这些行为安抚了下来。

（二）可控性

孩子们可能会试图控制局面，以阻止一些意想不到的或引起焦虑的事情发生在他们身上。如果你的孩子经常试图通过控制策略来减少他们的焦虑，他们可能会表现出对立或挑衅。他们甚至可能试图控制你的家庭成员。

我的孩子：

☐　经常告诉我和其他人该做什么。

☐　当其他人不满足他们的要求时，就会生气。

☐　表示他们不会做某些活动或进入某些情况。

☐　与他人一起玩游戏时设定游戏规则。

☐　拒绝与他人分享玩具或轮流，以避免失去对游戏活动的控制。

☐　表现出对立和挑衅。

☐　用他的要求控制我们的家庭。

（三）常规和仪式

许多 ASD 儿童（和成人）对常规有强烈的需求，也可能有特殊的或不寻常的仪式。然而，当焦虑时，许多 ASD 儿童表现出对常规的更大需求，对常规变化的抵抗力增强，对常规变化感到难过，以及出现更长时间和复杂的仪式。你的孩子可能会做一些常规和仪式，以努力缓解自己的焦虑。

我的孩子的表现：
☐　对可预测的例行公事有很高的需求。
☐　有一些仪式化的行为。

我的孩子还会：
☐　在痛苦的时候，更需要遵守常规。
☐　在痛苦的时候，会有更漫长和复杂的仪式。
☐　在常规和仪式中显得很放松和平静。

（四）愤怒 / 攻击（战斗模式）

患有 ASD 和焦虑症的孩子可能会表现出攻击性行为，这是"战斗、逃跑或僵住"反应中战斗成分的一部分。他们可能会变得咄咄逼人，以摆脱引发焦虑的情况。他们也可能变得具有攻击性，因为他们害怕，不知道还能做什么。

我的孩子会：
☐　打人。
☐　踢人。
☐　咬人。
☐　吐口水。
☐　挠人。
☐　大喊大叫。
☐　尖叫。
☐　其他：＿＿＿＿＿＿＿＿＿＿＿＿＿＿＿＿＿＿＿＿＿。

（五）回避（逃跑模式）

大多数患有 ASD 和焦虑症的孩子会避免引发焦虑的情况，拒绝参加引发焦虑的活动。他们也可能会逃离引发焦虑的情况。当他们跑掉或逃离一个环境时，许多 ASD 儿童会选择躲藏到一个小而黑暗的地方。

我的孩子会：
☐ 回避某些情况。
☐ 拒绝参加某些活动。
☐ 逃避某些情况。
☐ 躲在小而黑暗的空间里（例如，躲在橱柜里或床底下）。

（六）僵住（僵住模式）

一些 ASD 儿童可能会表现出与"战斗、逃跑或僵住"反应中的"僵住"部分相关的行为。当孩子处于僵住模式时，他们经常会封闭自己或退缩，拒绝说话或移动。

我的孩子会：
☐ 停止说话。
☐ 停止移动。

（七）崩溃

大多数 ASD 和焦虑症的儿童在焦虑症达到极端水平时，就会表现出"崩溃"。崩溃是一种极度痛苦的表现。情绪崩溃通常包括哭、踢打、尖叫和挥舞手臂。有时情绪崩溃还包括自伤行为，如撞头或咬自己。孩子们在情绪崩溃时可能会无法安慰。情绪崩溃可能会持续几分钟或几小时。

我的孩子会：
☐ 出现极端的情绪表现，包括哭闹、自伤行为、踢打、尖叫和 / 或挥舞手臂。

（八）特殊兴趣

一种阻止焦虑想法的方法是从事某种行为，比如旋转硬币或瓶盖，或者从事某种特殊的兴趣，比如收集火车引擎或电脑游戏。当观察旋转的硬币时，ASD 孩子似乎被迷住了，好像很享受他们与周围环境的分离。这种特殊的兴趣可以如此引人入胜和令人愉快，以至于任何焦虑的想法都不能侵入。通过从事这些重复的活动或特殊兴趣，ASD 儿童也可以避免社交压力（这是他们焦虑的最大原因之一）。通过一种重复的、令人着迷的动作，或从事一种特殊的兴趣而获得的享受和逃避焦虑，这时如果 ASD 幼儿被打断，有时会导致一种不可抗拒的冲动。

有时候，对超级英雄和奇幻文学的特殊兴趣可能是一种应对恐惧的方式，因为孩子希望拥有超级英雄的品质，变得勇敢和无所畏惧。这种特殊兴趣的起源也可能是克服焦虑的一种方式。例如，一个害怕蜘蛛的孩子决定通过阅读关于蜘蛛的知识来克服她的焦虑——她了解得越多，就开始越崇拜蜘蛛，随着她开始寻找、观察和收集蜘蛛，蜘蛛恐惧症逐渐变成了蜘蛛癖，并发展出了一种深受成年人尊敬的专业技能。

ASD 儿童可以在相对安全的虚幻世界或电脑游戏中创造并享受生活，在这些世界中他们没有焦虑。这是一个有用的策略，但需要成为众多策略中的一个，这样活动才不会成为他们减少焦虑的主要手段。不幸的是，如果特殊兴趣已经成为有效缓解焦虑的主要手段，任何阻碍孩子从事该兴趣的行为，如不许玩电脑游戏作为惩罚，将导致孩子出现严重的焦虑情绪，因为孩子可能没有一个有效的减轻焦虑的替代方法。

与应对高水平的焦虑有关的特殊兴趣还有另一个作用。应对焦虑会让人身心俱疲，长此以往会让人感觉精力耗尽。对于 ASD 孩子来说，从事特殊兴趣活动的时间可以让他们重新充满活力。当他们的情绪能量耗尽时，参与自己感兴趣的活动是一种非常有效和高效的情绪恢复方法。

我的孩子会：
☐ 通过参与特殊的兴趣活动来"阻止"焦虑的想法，从而逃避焦虑。
☐ 通过获得知识来克服焦虑。

（九）自我封闭（关闭）
当焦虑程度越来越高并变得无法忍受时，ASD 儿童的一个选择是"关闭"，以保护自己不被压垮。在白天，为了控制和抑制焦虑，他们可能已经消耗了大量的智力和情感能量，孩子迫切需要一种应对和能量修复的策略。一个有效的策略是把自己孤立起来，这是对高度焦虑的"逃跑"或逃避反应。如果不能离开她目前的环境，那么孩子可能会在心理上孤立自己，她可能会采取胎儿的姿势，选择不与任何人交流或接触，有时甚至会睡着。

我的孩子：

☐　有时会在极度焦虑或因应对强烈焦虑而精疲力竭时"关闭"自己。

（十）其他行为

ASD 儿童可能有不寻常或独特的行为、动作和言语表达，这都表明他越来越焦虑，比如谈论一只特别凶猛的恐龙攻击一只食草动物，或者重复与他第一次经历焦虑的特定表达有关的对话片段。父母可能会发现，创建一个适用于自己孩子的"翻译"词典很有价值，它可以翻译孩子的行为或短语，以确定他情绪的性质、类型和深度。这对所有照顾孩子的人来说都是很有价值的信息。

孩子焦虑的其他迹象（可能包括特殊的焦虑迹象，例如一遍又一遍地唱歌、傻笑或重复某个短语或问题）：

_____

_____

_____

_____

总结

一些 ASD 儿童可能能够用语言表达他们焦虑的想法、感觉和身体感受。通常，我们可以通过 ASD 儿童的行为或行为变化判断出他们正在经历焦虑。ASD 儿童表现出的焦虑行为包括：

✓　自我刺激行为	✓　生气 / 攻击行为
✓　控制行为	✓　逃避行为
✓　坚持常规	✓　僵住
✓　仪式化行为	✓　崩溃

焦虑行为和淘气行为的区别是什么？

　　ASD 幼儿的父母最常问的问题之一是"我怎么知道我的孩子的行为只是淘气，还是焦虑或 ASD 的结果？"这是一个非常重要的问题，因为所有 ASD 幼儿有时会为了得到他们想要的东西而变得情绪化。我们把这种行为称为"发脾气"。有时，当他们无法再应对目前的情况时，他们也会变得非常情绪化。我们把这种行为称为"崩溃"。

　　情绪崩溃和发脾气是不一样的。理解这两种行为之间的差异有时很困难。然而，能够区分崩溃和发脾气是很重要的，因为它们有不同的原因，需要不同的反应，以有效地管理它们，而不会产生更多的问题。

　　（一）什么是崩溃？

- 崩溃是一种极端的情绪表现，是由焦虑、认知超负荷和 / 或感觉超负荷引起的。
- 这是一种不自觉的反应，在这种反应中，孩子失去了全部或几乎全部的控制力。
- 在情绪崩溃期间，孩子的语言和学习能力会停止。
- 一些崩溃是突然发生的，它有一个明显的诱因。在其他时候，孩子会在很长一段时间内表现出越来越多的焦虑和躁动的迹象，然后在最后的（有时是很小的）诱因下情绪崩溃。
- 崩溃会有一个过程，并在一定时间内结束；然而，减少社交和感官负荷可以帮助孩子平静下来。
- 试图通过传统的行为管理策略（例如，提醒孩子不当行为的后果）来阻止孩子崩溃是不会成功的。
- 相反，策略需要放在情绪管理上。

　　（二）什么是发脾气？

- 发脾气是没有按孩子意愿行事的结果。
- 发脾气的一个常见诱因是被拒绝（例如，被告知"不行"）。
- 通常孩子们会主动选择发脾气，但他们能控制自己的行为。然而，在发脾气的时候，孩子可能会升级到情绪失控的地步。这样一来，发脾气就会升级为崩溃。

- 通常，只要让孩子按自己的方式行事，他们就会停止发脾气；这就像一个开关。
- 孩子发脾气可能是为了避免进入一个引发焦虑的环境。
- 应对孩子发脾气的策略需要集中于行为管理（例如，对期望的行为给予奖励，对不期望的行为不予理会或告知其严重后果）。

总结

所有的 ASD 幼儿都会表现出发脾气和情绪崩溃。当孩子无法按自己的意愿行事时，他们就会发脾气。当孩子经历极高水平的焦虑、认知超负荷或感官超负荷时，他们就会崩溃。能够区分孩子到底是发脾气还是情绪崩溃是很重要的，因为它们需要不同的应对方式，以有效地管理。

活动：设定我的目标

知道自己希望在《趣味情绪体验活动》项目结束时能达到什么目标，这一点非常重要；这样你不仅会更可能实现它，而且还能记录你的进步。写下你对孩子完成这个项目的希望。首先，写下你的总体目标。例如，你可能希望你的孩子能够更好地管理他们的焦虑。这是一个很好的总体目标。

我的总体目标是：

_____

_____

_____

_____

_____

_____

_____

接下来想想你如何知道你是否达到了这个目标。每个人都希望自己事先想象一个目标，第二天早上醒来，目标就神奇地实现了，但这种想法并不现实。

最现实的做法是，现在写下一个更具体的目标——也就是说，让你的目标成为一个 SMART 目标（Doran，1981）。一个 SMART 目标应该是：具体的、可测量的、可实现的、现实的和有时间限制的。

✓ 具体的：只选择一个你希望孩子减少或增加的明显可观察的行为。例如：用头撞墙，向成年人寻求帮助，上幼儿园，或者睡在自己的床上。

✓ 可测量的：你所选择的行为必须是可观察到的，这样你就可以测量它的频率、持续时间或强度。例如："我希望我的孩子每周上两次幼儿园，每次半天。"

✓ 可实现的：你所选择的目标必须是可行的。设立一个根本无法实现的目标很可能会失败。例如，一个无法实现的目标是让你的孩子不要感到焦虑。你可以设定这个目标，但你无法实现它，因为每个人都会焦虑，这很正常。

✓ 现实的：目标必须在你的孩子的能力范围内，这基于你对她的发展年龄和学习的了解。儿童不是小型的成年人，儿童经历崩溃和情绪失调是完全正常的，即使他们发育正常，没有 ASD。让你的孩子停止经历焦虑和崩溃是一个不切实际的目标。

✓ 有时间限制的：设置一个你想要实现目标的时间段是很有帮助的。这个时间参数有助于防止出现一种情况，即我们不断地尝试相同的策略，却没有好的效果。如果一个策略持续进行了很久，却没有效果，我们需要停下来，评估我们正在做的事情，以及它是否有效。查找需要做出改变的可能障碍，并在必要时设定新的目标。

SMART 目标的一个例子是：

我的孩子每周会经历一到两次的"崩溃"（崩溃的定义为打人、踢人和 /
或尖叫）**（具体的）**，而不是每天一到两次 **（可测量的、可实现的、现实的）**，
而且在十个步骤的计划结束的时候，崩溃的持续时间会更短（例如，10 ~ 20
分钟而不是 1 小时）**（可测量的）**，该计划在 10 周内完成 **（有时间限制的）**。

我的 SMART 目标是：

_____

_____

_____

_____

_____

_____

_____

_____

_____

第一阶段周计划

　　第一阶段周计划的目标是提高你对孩子的焦虑迹象和焦虑诱因的意识，并
提高你区分孩子情绪崩溃和发脾气的能力。为了做到这一点，你需要记录你
的孩子焦虑的诱因、迹象以及他们的行为模式。
　　然而，请记住，要梳理出崩溃和发脾气之间的区别真的是很困难的，有时
发脾气会变成崩溃。有时你会做对，而有时你会做错。没关系，为人父母就

是在工作中学习，每个人都会犯错。

行动

本周记录孩子的焦虑和你对他们焦虑的反应：

✓ 是什么引发了孩子的焦虑。

✓ 你在孩子身上发现的焦虑迹象。

✓ 在 0 ~ 10 的评分中，你认为他们经历的焦虑水平是多少分。

✓ 他们是否崩溃了。

✓ 你是如何应对孩子的焦虑和崩溃的。

使用本书第 30 页提供的监控表格，标题为阶段一"崩溃和发脾气记录表"来记录这些信息。一旦你监控了孩子一周的崩溃和发脾气行为后，请完成这一章最后的问题。

为了从这个活动中获得最大的收获，你需要：

✓ 随身携带一份表格。

✓ 在孩子情绪发作后，尽快填写表格。

✓ 尽可能多地描述一些细节。

常见问题解答

1. 我们每天都很忙，如果我没有时间完成"崩溃 / 发脾气"的监控表格怎么办？

解答：生活有时会变得非常繁忙，在已经繁忙的一天中再增加一项任务似乎会让人不知所措。然而，为了了解你的孩子崩溃和发脾气之间的区别，有必要获得一些现实的信息（即，准确的数据）。否则，我们很容易相信这个问题一直在发生，而且它是完全无法控制的。此外，如果你学会了识别孩子崩溃和发脾气之间的差异，可以让你快速和自信地选择策略来管理他 / 她的行为。因此，从长远来看，你实际上节省了时间。

2.是否可以在一天结束的时候再完成监控表，而不是在孩子崩溃或发脾气之后？

解答：最好是在事件发生后立即收集并记录孩子的行为数据。我们发现，在事件发生后整理的数据往往更详细、更准确。但是，如果你真的不能在事件发生后立即完成表格，那么尽量尽快完成它。

"崩溃"和"发脾气"记录表

日期/时间/地点	诱因	焦虑的迹象	焦虑程度 （低、中、高）	崩溃或发脾气 （持续时间）	你是如何回应的
样例： 周六早上，在上游泳课前，在家	改变常规——需要乘坐我的丈夫的车，因为我的车黑色的车开走了灰色的丈夫。 哥哥和两个朋友在一起玩游戏，声音很大——感官超负荷	将手指放在眼前扑动 拒绝坐黑色的车 哭泣	高	是，10分钟	叫丈夫开灰色汽车回家

30

"崩溃" 和 "发脾气" 记录表

日期/时间/地点	诱因	焦虑的迹象	焦虑程度（低、中、高）	崩溃或发脾气（持续时间）	你是如何回应的

活动：我的孩子情绪"崩溃"和"发脾气"有什么区别？

我的孩子本周经历的一次情绪崩溃的一个例子是：

诱因	我的孩子的脸和身体看起来就像：	我孩子的行为是：	我的反应是：	我的孩子因为…平静下来了：

这是我孩子发脾气的一个例子：

诱因	我的孩子的脸和身体看起来就像：	我孩子的行为是：	我的反应是：	我的孩子因为…平静下来了：

我孩子的脸和身体在崩溃和发脾气时有什么不同？

_____

_____

_____

_____

_____

我孩子的行为在崩溃和发脾气时有什么不同？

_____

_____

_____

_____

_____

我对孩子在情绪崩溃和发脾气时的反应有什么不同？

_____

_____

_____

_____

_____

　　我的孩子在崩溃和发脾气时，我帮助他们冷静下来的方式有什么不同？

_____

_____

_____

_____

_____

_____

第二阶段

环境工具箱

第二阶段概述

　　第二阶段的目的之一是帮助你理解为什么ASD儿童会经历高水平的焦虑，以及为什么这种焦虑不会随着时间的推移而减少。在《趣味情绪体验活动》的这个阶段，你还将学习一些实用的策略，以使环境更好地适应孩子的ASD差异，从而减少他们的焦虑。这些策略构成了"环境工具箱"。

　　在第二阶段中，你将了解到：
- ✓　ASD儿童感到焦虑的原因（第一阶段）。
- ✓　ASD核心障碍与焦虑之间的相互作用。
- ✓　工具箱简介。
- ✓　减少焦虑的"环境工具箱"。
- ✓　周计划。

　　你需要：
- ✓　第一阶段中的监控表。
- ✓　这本书。

第一阶段周计划回顾

　　正如我们在前一章中所描述的，在你实施了每个阶段的周计划后，你应该停下来回顾并总结你所做的和学到的东西，作为在家实施《趣味情绪体验活动》的一部分。回顾并总结我们所做的不仅给我们带来新的见解，还能确保新知识作为可靠知识库的一部分嵌入到我们的记忆库中。在我们开始学习第二阶段的新知识之前，让我们花点时间来回顾一下你在实施第一阶段计划时所做的和学到的东西。

在第一阶段周计划中，我们要求你记录引发孩子焦虑的诱因、焦虑的信号和焦虑的程度，并回答有关孩子发脾气和情绪崩溃之间的区别的问题。

你多久监测一次孩子的焦虑？

_____

_____

_____

_____

你在填写焦虑监测表格时遇到了哪些挑战？有哪些事阻碍你完成表格？

_____

_____

_____

_____

_____

重要提示　

请回到第 28-29 页的第一阶段的"常见问题解答"，了解一些在填写焦虑监测表时常见的克服挑战的技巧。

你注意到孩子焦虑的诱因有什么规律吗?

_____

_____

_____

_____

_____

_____

你的孩子有哪些焦虑行为?

_____

_____

_____

_____

_____

_____

你的孩子的焦虑和行为是否会因你对孩子的反应而有所不同?

_____

_____

_____

_____

_____

_____

你是否观察到孩子在发脾气时和在崩溃时的样子有什么不同？当孩子发脾气或崩溃时，你是否了解他们对你的反应？

_____

_____

_____

_____

_____

重要提示

我们经常发现，完成行为监控表可以帮助父母更有能力和自信地确定他们的孩子是情绪崩溃还是发脾气。但是，如果在经过一周的行为监测后你的信心还没有增加，请不要气馁。俗话说，"熟能生巧"，随着时间的推移，你的信心和能力会不断增长。

活动：焦虑生存计划

附录 A 是你的焦虑生存计划。在完成《趣味情绪体验活动》课程后，这个焦虑生存计划可以成为任何参与孩子照顾的成员的快速指南，以有效地识别和管理孩子的焦虑。在这个生存计划中，有一个温度计，你可以用温度计的刻度来对应记录孩子的焦虑诱因和迹象（行为），以及当你的孩子经历低、中、高程度的焦虑时减少焦虑的有用策略。完成本课程后，你将掌握丰富的知识，了解孩子焦虑的诱因、他们焦虑的迹象以及管理每一种焦虑的策略。在最后一章中，我们将提示你将这些知识添加到焦虑生存计划中。这将是家庭、学校和治疗情境非常宝贵的知识。

　　让我们现在开始这个计划，使用你在第一阶段的"崩溃"和"发脾气"记录表。现在看看这些表格，并在焦虑生存计划（附录 A）中写下孩子每个级别焦虑的迹象和诱因。

重要提示

　　一开始可能很难确定孩子焦虑的诱因和迹象，要有耐心和观察力，并与其他关心孩子的人谈谈这个问题。有时，这些诱因和迹象在一开始并不明显，或者它们可能有些不寻常。例如，有一个孩子，每当她必须离开家去购物或上学时，她就会哼唱老电视节目《吉利根的岛》的主题曲。这首歌讲的是离开安全的地方，遭遇海难，再也无法回家。这就是她的恐惧，也是她出门极度焦虑的原因。当时她还不会说话，直到成年后才知道自己害怕的原因。

正常儿童的焦虑和 ASD 儿童的焦虑比较

　　焦虑问题和 ASD 是两种各自独立且又相互作用的疾病。在下表中，我们列出了可能导致正常儿童焦虑的常见因素，以及那些通常导致 ASD 儿童焦虑问题的因素。

引发正常儿童焦虑问题的一般原因	引发 ASD 儿童焦虑问题的原因
• 高敏感型人格类型 • 逃避 • 由于父母和其他重要的成年人的过度溺爱，无法自己应对引发焦虑的情况 • 缺乏应对能力 • 父母感到高度焦虑、压力或抑郁 • 父母和其他重要的成年人对儿童焦虑的反应是无益的或不一致的 • 周围其他人焦虑行为的影响	• 大脑神经系统的差异 • 感觉处理系统的差异 • 沟通困难 • 难以接受和适应变化 • 社交技能障碍 • 父母和其他重要的成人对 ASD 的误解 • 父母也患有 ASD

ASD 儿童焦虑问题的原因

（一）大脑神经系统差异

人们观察研究大脑发现，脑部有一些重要的结构与焦虑有关。其中一个结构被称为杏仁核，大脑共有两个杏仁核。杏仁核负责情绪的产生和表达，尤其是恐惧和焦虑等情绪。换句话说，杏仁核是大脑中负责引发焦虑反应的部分。大脑的另一个部分是额叶皮层，可以帮助我们识别和调节情绪。在ASD 幼儿中，大脑可能存在两种与强烈情绪相关的结构差异。首先，ASD 幼儿的杏仁核通常会增大（Ecker，2017），所以你的孩子会对看起来很小的诱因产生高度焦虑的反应。第二，杏仁核和大脑的额叶皮层部分通常没有很好的连接（Ecker，2017），这会导致你的孩子在识别自己的焦虑和使用策略冷静下来方面遇到困难。

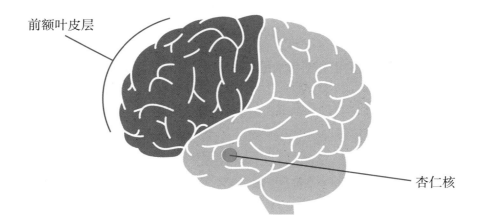

前额叶皮层

杏仁核

一个有助于理解杏仁核和焦虑反应的比喻是，一辆汽车在高速公路上行驶。大脑的额叶是司机，他决定做什么，去哪里等等。杏仁核作为汽车仪表盘上的部件，它向司机提供有关发动机温度的警告信号。对于 ASD 幼儿来说，由于仪表盘的这部分没有像正常发育儿童的情绪温度计那样敏感，司机无法获得关于情绪热度和引擎功能（情绪和压力水平）上升的信息（汽车即将发生故障和需要"冷却"的警告信息）。如果孩子没有意识到内部的情绪状态，那么焦虑将很难调节。孤独症儿童杏仁核的功能障碍也可以表现为在相对较低的阈值下产生灾难性情绪反应的倾向，过快地按下"恐慌按钮"。正常发育的儿童可以更早识别焦虑增加的迹象，而且焦虑程度较低，因此更容易控制。

（二）感觉处理系统的差异

正如我们在第一阶段中所提到的，许多ASD儿童的感觉处理系统存在差异。

1. 高敏与焦虑的关系

有些儿童对噪音、光、触摸或温度等感官刺激过于敏感或过度敏感。由于这些孩子对感官刺激过于敏感，会感到不舒服、痛苦甚至极度痛苦。如果一个孩子经历的感官刺激是不舒服的、痛苦的或极度痛苦的，他可能会：

- 对进入过去曾发生过痛苦的感觉体验的情境感到焦虑。
- 担心下一次痛苦的感觉体验何时会发生。
- 随着时间的推移，对接触感官刺激变得更加焦虑。

2. 焦虑和高敏之间的相互作用

焦虑会增加感官的敏感度。对于患有ASD和感觉敏感的幼儿来说，这意味着当他预期自己将接触到过去曾使他痛苦的感官刺激（例如，噪音、气味或味道）时，他会感到焦虑。这种焦虑会增加他的感觉高敏，反过来当他遇到感官刺激时，又会进一步增加他所经历的痛苦。这也意味着各种感官和焦虑体验叠加在一起可能会升级为崩溃——例如，对纷杂的教室的噪音和社交方面的焦虑。

3. 低敏与焦虑的关系

一些ASD儿童对感官刺激不敏感（或感觉低敏）。这些孩子对感官体验不太敏感，可能会寻求感官刺激。这些孩子经常需要更多的活动，喜欢触摸和舔东西，吃不能吃的东西，听不到某些声音。如果一个孩子对感官体验不太敏感，她可能会：

- 当她不被允许寻求她需要的感官输入时，会感到焦虑。
- 因寻求感官感觉被训斥而感到焦虑。

（三）沟通能力的差异

ASD儿童很难理解非语言交流（而这占我们交流的90%），这种理解缺乏可能会导致孩子：

- 觉得别人令人费解，难以捉摸。

- 和别人在一起时会感到焦虑。

一些 ASD 儿童也有表达和 / 或接受性语言困难。如果你的孩子很难向他人表达自己，或者很难理解他人试图与他沟通的内容，他可能会：
- 当别人不能理解他的时候感到焦虑。
- 当他不能理解别人时，感到焦虑。
- 需要更多的时间来消化别人说的话。
- 当别人责备他太长时间没有回应口头指令时，会感到焦虑。

许多 ASD 儿童（不管是有或没有接受性语言困难）在解释非字面意思短语方面有特殊的困难。这种困难可能会导致孩子：
- 从字面上解释比喻句或歇后语［例如，"大海捞针"（实际的意思是"无法找寻"），"画蛇添足"（实际上的意思是"多此一举"）］。
- 让别人感到困惑。
- 与他人交流时会感到焦虑。

焦虑和沟通能力之间的相互作用
对于大多数人来说，在中度到高度焦虑时大脑的语言和交流功能会部分关闭。这意味着有 ASD 和沟通障碍的儿童在经历高度的焦虑时，他们的沟通困难会变得更加严重，这反过来又会导致他们更加焦虑。即使是语言表达和接受没有延迟的孩子，在引发焦虑或紧张的情况下，也可能会经历表达自己和接受信息的困难。

（四）难以适应变化
难以适应变化是 ASD 的主要特征之一。绝大多数 ASD 儿童在适应变化方面存在困难，无论是白天从一种活动变化到另一种活动，适应环境或常规的变化，还是适应人或环境的变化。难以接受和适应变化的儿童可能会：
- 在过渡期间感到焦虑。
- 对他们的日常、环境或情境的变化感到焦虑。
- 对参加新的活动（即使是对他们来说很有趣的活动）感到焦虑。
- 担心未来可能发生的变化。
- 拒绝进入已经发生变化的情境或活动。

- 试图阻止变化的发生。
- 在可预测的常规程序中，功能会更好。
- 思维模式僵化，无法改变。

焦虑和难以适应变化之间的相互作用

当 ASD 儿童发现做相同或重复的行为能抚慰他们时，他们会在焦虑时寻求常规、相同和可预测性。这意味着，当孩子对其他诱因感到焦虑时，他们可能会变得更坚持遵循常规和仪式，也更抗拒改变。

（五）社交障碍

社交技能障碍也是 ASD 的主要特征之一。ASD 儿童在理解他人、理解社会规则和标准以及与成人和其他儿童进行适当互动方面存在困难。由于社交技能障碍，ASD 儿童可能会：

- 发现社交场合令人厌恶、困惑和引发焦虑。
- 觉得其他孩子和成人是有侵入性的（例如，成年人给予太多的关爱或其他孩子的行为不可预测或突然改变游戏规则）。
- 觉得其他孩子和成人让人困惑。
- 在与其他孩子和成人互动时感到焦虑。
- 与其他孩子和成人有负面的互动经历（例如，被其他孩子排斥或欺负，或因违反孩子不理解的社会规则而被成人训斥）。由于这些负面的经历，幼儿可能会对社交场合感到焦虑，并担心未来的社交失败／错误。

焦虑和社交技能障碍之间的相互作用

对于患有 ASD 的幼儿来说，当他们感到焦虑时，社交障碍会变得更严重。较差的社交技能会导致负面的社交体验（比如被拒绝或嘲笑），而这反过来又会导致产生更多的焦虑。

总结

ASD 容易出现焦虑问题有很多原因。到目前为止，我们已经讨论过的一些原因包括：

- ✓　在情绪处理过程中的神经系统差异。
- ✓　感觉处理系统的差异。
- ✓　沟通困难。
- ✓　难以适应变化。
- ✓　社交障碍。

这个项目有什么帮助？

帮助一个年幼的 ASD 孩子克服他们的焦虑可能是一项挑战，但是当你了解你的孩子、他的 ASD 特征、他焦虑的信号和诱因、你自己对他的焦虑的反应，以及基于证据的对 ASD 很友好的焦虑管理策略时，事情就会变得容易多了。到目前为止，通过使用《趣味情绪体验活动》项目，你已经增加了对 ASD 和焦虑的理解，并将这些方面的知识与你对孩子现有的了解相结合。在活动的下一部分，我们将开始讨论策略。

工具箱简介

在《趣味情绪体验活动》中，有三种不同的工具箱，每种工具箱都包含了减少 ASD 幼儿焦虑的策略。这些工具箱包括：

- ✓　"环境工具箱"——对环境做出改变，以减少 ASD 儿童的焦虑
- ✓　"家长工具箱"——父母（和其他重要的成人）用来减少 ASD 儿童焦虑的策略
- ✓　"儿童工具箱"——ASD 孩子（在父母或其他成人的协助下）自己减少焦虑的策略。

我们将从环境工具箱开始介绍。

环境工具箱

在"环境工具箱"中，将描述一些你可以对你的孩子的环境（如家里，日托中心或学校）做出的改变，以减少孩子的焦虑。请记住，这个列表并不详尽，你的孩子可能还有其他与 ASD 相关的需求。

感觉工具

正如第一阶段所述，一些 ASD 孩子对某些感官过于敏感，这些孩子会觉得噪音太大，灯光太明亮，某些味道、气味和触觉太强烈。而有些儿童则表现为低敏感性，对某些刺激反应不足。如本章前面所述，任何一种情况都会增加幼儿的焦虑程度。如果你觉得你的孩子有一种非常不同的感知方式，我们强烈建议你咨询一下专业治疗师。专业治疗师可以评估你的孩子的感官差异，并帮助你对孩子的环境做出适当的适应性改变。我们发现通常有用的"感觉工具"包括以下几点。

如果你的孩子对某些感官过度敏感
- 对噪音敏感的孩子，请给他们戴上耳塞或消音耳机。
- 对于光线敏感的孩子，即使在室内，也可以戴太阳镜或遮阳帽。
- 对于触觉敏感的孩子来说，可以剪掉衣服上的标签，购买无缝袜子，购买柔软的二手衣服。
- 确保在家里和学校有一个安静的空间，当你的孩子感到不知所措的时候，他们可以去那里。
- 避免杂乱的感官环境。
- 如果你需要带孩子进入一个杂乱的感官环境（例如，超市），请在一个安静的时间去（例如，周日上午）。

如果你的孩子对某些感官不敏感
- 让孩子有更多的时间在户外玩耍。
- 确保你的孩子在一天中有规律的感官休息，来从事刺激他们感官的活动。
- 给孩子一些能刺激他们感官的玩具（例如，音乐玩具、橡皮泥或蹦床）。

活动：调整我的孩子所处的环境，以适应她的感官差异

下面的表格包含常见的过度敏感和低敏感类型推荐的环境条件。通读表格，勾选你认为你的孩子可能从中受益的环境改变。

（一）感觉差异问题及可能的解决方案

观察到的感觉过度敏感或低敏感的类型	可能的感觉工具	我的孩子可能会从这些改变中受益
对强光过度敏感（例如，阳光、荧光灯）	太阳镜 帽子 口罩	
对噪音过度敏感（例如，繁忙的教室，集会，烘干机）	消音耳机 耳塞 用耳机播放白噪音	
对面料或服装标签过度敏感	剪掉衣服上的标签 穿天然材料缝制的衣服 买无缝服装	
对水、乳液或皮肤上的防晒霜过度敏感	调整淋浴时的水压设置 只在必要时使用防晒霜和乳液，并找到最耐受的产品和使用方法（例如滚涂或喷雾）	
对口腔感觉输入不敏感，因此咬、舔和吃不可食用的东西	咬咬胶或可以咬的软管	
对触摸不敏感，因此经常触摸物体	让孩子喜欢触摸的物品总是在手边（例如，放在口袋里）	
对过度运动不敏感，所以经常在动，很难安静地坐着	随时暂停的游戏 蹦床游戏 轮流换椅子游戏	

（二）活动转换工具
　"活动转换工具"是旨在帮助你的孩子应对日常事务中的变化和从一个活动到另一个活动的转换的工具。

常规和活动转换工具

ASD 孩子在生活可以预测的时候，他们的焦虑程度会更少。所有的孩子在常规活动中都能更好地管理自己，ASD 孩子更是如此。创建一个每天都一致的例程，告诉孩子接下来会发生什么，可以帮助他们管理对变化的焦虑。我们包含了以下六种"活动转换工具"和活动的描述。每个"活动转换工具"都有一个特定的目的。下表列出了这些工具，然后我们在《趣味情绪体验活动》的这个阶段描述每个工具。

☐ 使用视觉时间表与你的孩子分享日常生活
☐ 使用一个现在 – 然后的视觉提示，让孩子转换到一个新的活动
☐ 使用计时器或口头陈述对变化提供预先提醒
☐ 给出有关变化的信息
☐ 使用社交故事™（Gray,2015）来帮助解释变化或新活动 / 情况
☐ 使用可视化日历来解释每周或每月的主要变化

活动：为你的早上、晚上或一整天的日程创建一个视觉时间表

使用视觉时间表与孩子分享日常生活

视觉时间表是一组图片或文字，描述在一个特定的时间段内（例如，在学校期间，一整天，在游泳课期间）的每一项主要活动是什么。孩子们可以使用视觉时间表来获取关于在整个时间段内将要发生的事情的信息，并且可以掌握已经发生的事情和接下来将要发生的事情的动态。

视觉时间表有许多不同的格式，可以由许多不同的材料制作。视觉时间表可以使用照片、图片、图画或文字来表示活动，在顺序上可以是垂直排列，也可以水平的排列（见下面的例子）。

起床	穿好衣服	刷牙	铺床	坐校车

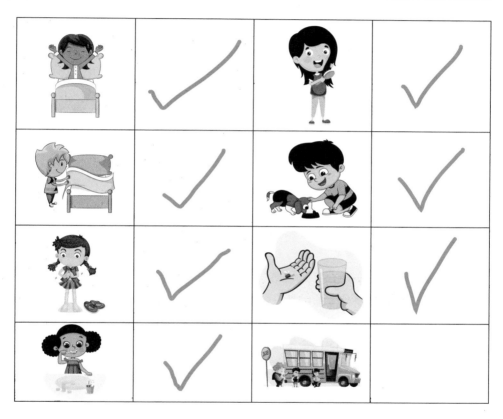

通常可以在电脑上设计视觉时间表，然后打印出来并塑封（为了耐用）。但是，如果你需要，也可以通过在一张纸或便利贴上画出一个活动列表和勾选框来快速制作一个视觉时间表。iPad 应用程序也非常适合制作便携式的视觉时间表。

- 唱歌
- 听广播
- 写字
- 阅读
- 游戏

　　如果可以每天保持一致性使用，视觉时间表将为你的孩子提供确定性和一致性。视觉时间表也可以提高孩子管理他们日常生活变化的能力，因为当他们知道可以使用视觉时间表来了解将要发生什么时，他们会感到舒适。

如何制作视觉时间表

1. 用视觉时间表把你想要表示的时间段分解成几个步骤或活动。记住要包括所有的活动，即使是很小的活动（例如，上厕所），或者休息时间。
2. 为孩子量身定制适合他的视觉时间表。年龄较小的孩子对照片或图片的时间表反应最好，其中包括从时间表中移除一张图片，以表明一项活动已经完成（见下面的示例1）。大一点的孩子通常更喜欢文字和图片的组合，喜欢用钢笔勾选活动（见下面的示例2）。
3. 制作你的时间表。

如何使用视觉时间表

1. 在开始的时候，向孩子解释时间视觉表是什么，它将放在哪里，以及如何使用它。
2. 通过指着视觉时间表上的每个活动来告诉孩子，在这段时间内他们将要做什么。
3. 再把孩子的注意力拉回到第一个活动上。
4. 提示孩子去第一个活动所在的地方。
5. 一旦第一个活动完成，提示孩子再次查看他们的视觉时间表，要么从视觉时间表中移除这个活动的图片，要么在活动后面打勾。
6. 提示孩子查看下一个活动。
7. 重复上述步骤。

［示例1］

　　可以将塑封的照片用魔术贴粘在硬纸板上面，制作一个视觉时间表。每项活动完成后，孩子将相应的活动卡放入完成盒中。

［示例2］

　　在A4纸上画上图片并标识文字，制作视觉时间表，每项活动完成后，孩子在勾选框中打勾。

活动：制作一个"现在－然后视觉卡"作为活动转换工具

（一）"现在－然后视觉卡"提示孩子将转换到一个新的活动

"现在－然后视觉卡"是一个非常简单的视觉时间表，只显示两个活动，用于帮助孩子从第一个活动（也就是现在做的活动）转换到第二个活动（接下来要做的活动）。它显示了孩子必须先做的活动以及他们下一步可以做的活动。当试图鼓励孩子做一个她不喜欢的活动，或者觉得困难或引发焦虑的活动时，"现在－然后视觉卡"是非常有用的。在这些情况下，"现在"的活动代表了一种不喜欢／困难／引发焦虑的活动，而"然后"的活动代表了一种喜欢或奖励的活动。

就像视觉时间表一样，"现在－然后视觉卡"可以使用照片、图片、图画或文字。"现在－然后视觉卡"通常是在电脑上设计的，然后打印并塑封使用，但也可以简单地在一张纸上画或写出来快速制作。iPad 上也有几个应用程序可以用来制作"现在－然后视觉卡"。

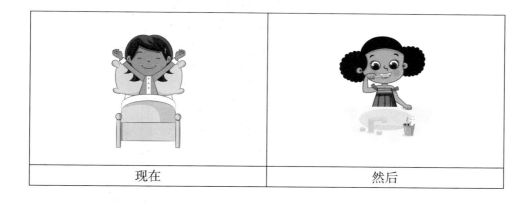

| 现在 | 然后 |

如何制作一个"现在－然后视觉卡"：

1. 确定你希望孩子完成的一个不喜欢／困难／引发焦虑的活动，以及一个喜欢或奖励的活动。记住，如果这是孩子第一次使用"现在－然后视觉卡"，要确保不喜欢的／困难／引发焦虑的任务对孩子来说只是轻微的不喜欢／困难／引发焦虑，以确保他成功地使用视觉卡。
2. 确定最适合孩子的视觉卡。
3. 制作孩子的视觉卡。

如何使用"现在－然后视觉卡"

1.　向孩子展示"现在－然后视觉卡",并解释每项活动。例如,"首先,我们要练习写作,然后我们就玩乐高。"

2.　一旦孩子完成了第一个活动,表扬他,并把他的注意力吸引回到视觉卡上。例如,"写得真好!看,写完了;现在我们可以玩乐高了。"

3.　在给孩子展示视觉卡的"然后选项"后,立即提供奖励活动。

（二）使用计时器或口头陈述对活动变化提供预先提醒

使用计时器,在孩子转换到新的活动之前给他们多次提醒。例如,在当前的活动还有 10 分钟、5 分钟和 1 分钟结束的时候,提醒孩子另一个活动将会开始。

（三）提供有关变化的信息

在 ASD 人群中对不确定性感到焦虑很常见。对于 ASD 孩子来说,多样性可能并不是"生活的调味品"!应对这一问题的方法是给孩子更多关于即将到来的活动的信息,特别是如果这个活动是新的或意想不到的。

在不熟悉的活动或事件发生之前,向孩子解释（最好是借助视觉辅助）:
· 该活动或事件发生的时间。
· 该活动或事件将在哪里发生。
· 为什么会发生。
· 谁会在那里。
· 如果他们需要帮助,他们该做些什么。

有一点需要提醒的是,要注意这个工具可能不适合所有的孩子。我们发现,一些孩子的焦虑会随着信息的增加而增加。在这种情况下,只能提供关于事件的最少的信息,并且只在临近事件前预先提醒。这种事前的提醒仍然能给孩子机会做出准备,但担心的时间会减少!

（四）使用社交故事™来帮助解释变化或新的活动／情况

"社交故事™"是由卡罗尔·格雷创作的包含图片、照片和文字的短故事,用于描述一种情况、技能、成就或概念。"社交故事"可以用于很多场景,从给孩子提供反馈和正强化，到教孩子一种新技能，再到让孩子为变化做好准备都可以使用。

社交故事™用来让孩子为新情况做准备，这时可以用孩子的口吻描述他在这种新情况下会遇到的事情。这种描述可能包括日期和时间、物理环境、将出现的人和孩子将完成的活动等信息。让孩子为新情况做准备的"社交故事"也包含了对孩子行为的指导。例如，故事通常包含关于孩子如何获得帮助、他们可以从谁那里获得帮助以及他们应该如何表现的信息。

社交故事也可以用来了解情绪，尤其是焦虑。例如，西奥汉·蒂明斯（Siobhan Timmins）博士描述了她患有 ASD 的儿子"无法识别自己的平静，这使得他无法想出如何让自己平静下来"（Timmins，2016，第 35 页）。她创作了一系列的"社交故事"，比如"什么是焦虑？"、"什么是平静？"以及"冷静是什么意思？"（Timmins，2016）。发育正常的儿童可能不需要学习如何找到这些问题的答案，但 ASD 儿童通常需要其他人解释和指导来回答这些问题。下面是一个"社交故事"的例子，可以帮助孩子理解平静的概念。这个故事由西奥汉·蒂明斯博士（Siobhan Timmins）撰写，并收录在她的优秀著作《孤独症儿童的成功社交故事™》（Timmins，2016）中，我们强烈推荐这本书。

什么是平静？

感觉平静是一种很好的感觉。感觉平静是一种舒适的、安全的感觉。许多人喜欢平静。当我在看我最喜欢的 DVD 时，我通常会感到平静。

有时我抚摸我的狗狗的毛时会感到平静。

当我戴着耳机听音乐时，我也会感到平静。

还有，当我摸到手帕时，我会感到平静。

感到平静是一种很好的感觉。其他人喜欢在我平静的时候和我待在一起。在家里，我通过以下方式让自己平静下来：

摸摸我的手帕或

抚摸狗狗或

在我的房间里听音乐或者

看我最喜欢的 DVD 或者
做些别的事情

当我平静的时候，爸爸妈妈会感到很高兴。

更多关于《社交故事》的信息可以在 CarolGray 的网站 http://carolgraysocialstories.com 或她的新书《新社交故事 ™》（2010）中找到。

活动：创建一个视觉日历来解释每周或每月的主要变化

使用视觉日历来解释每周或每月的主要变化

这个工具需要制作一个视觉日历，即包含描述主要（通常是非常规）事件的图片或文字的日历。孩子可以使用视觉日历来获取关于事件何时发生以及事件将持续多少天的信息。

如何制作一个视觉日历

1. 购买日历，或在纸上画一个日历，或者用电脑制作日历。
2. 选择一张照片或图片来代表主要事件，并把它贴在日历上。

如何使用视觉日历

1. 当你向孩子解释将要发生的重大事件（例如，学校的假期，学校郊游，客人住家里）时，给孩子看一看视觉日历。
2. 向孩子解释，这件事将在某天或某个晚上后发生。
3. 每天鼓励孩子查看日历，划掉昨天的内容，数数距离重大事件发生还有多少天（或多少个夜晚）。

视觉日历示例

星期一 自己家	星期二 自己家	星期三 住在奶奶家	星期四 住在奶奶家
星期五 住在奶奶家	星期六 自己家	星期日 自己家	

活动：使用"环境工具"来管理对变化的焦虑

　　现在让我们把所有这些都放在一起吧！在下表中，列出你的孩子因变化而感到焦虑的情况。接下来，列出你观察到的焦虑的迹象。现在回到上面描述的六个工具，列出你的孩子可能从中受益的变化工具。我们给了四个常见的例子来帮助你。

焦虑的情况	焦虑的迹象	活动转换工具
害怕改变日常生活习惯	5岁的小明经常问他今天要做什么，如果日常生活需要改变，他就会变得很烦躁。	为一天的日程制作一个视觉时间表。
害怕在活动之间的过渡	4岁的小乐在幼儿园拒绝停止玩水，去到阅读教室。	制作一个"现在－然后视觉卡"，对于接下来的变化提供预先告知。
害怕进入一个新的环境	6岁的宁宁拒绝离开家去参加一个生日聚会。	在活动开始前几天，提供有关活动的信息；提供关于该事件的预先警告；使用社交故事™来解释生日聚会的顺序和礼仪。
害怕回到学校	5岁的娜娜在学校放假期间反复地问她什么时候要回学校。	制作一个视觉日历来解释变化。

总结

　　ASD 的一些核心特征会导致孩子感到焦虑。"环境工具箱"可以帮助你调整环境，以更好地适应你的孩子与 ASD 相关的需求，从而减少他们的焦虑。环境工具箱包括：

　　✓　"感觉工具"
　　✓　"变化转换工具"

第二阶段周计划

　　第二阶段的总体目标是使用"环境工具箱"中的工具来帮助你的孩子减少来自环境中的压力。回到第一阶段的最后一个活动，重新审视你创建的 SMART 目标，并将其写在这里。

　　我的 SMART 目标是：

_____

_____

_____

_____

_____

_____

　　本周，为了实现这一目标，我将通过使用"环境工具箱"中的两个新工具来减少我的孩子的来自环境中的压力。

行动

从"环境工具箱"中选择两个工具并在本周尝试一下——你可以选择"感觉工具"或"活动转换工具"。在这一周内，完成所提供的监控表格，以记录你对每种策略的使用情况。

下面，勾选你本周计划使用的环境工具箱中的两个工具：

（一）感觉工具

感觉超敏（过度敏感）

☐ 调整环境，以适应孩子，包括 _____。

☐ 在家里或学校为我的孩子创造一个安静的空间，在他感到不堪重负的时候使用。

☐ 制定一个计划，避免去过于丰富的感官环境（例如，超市）；或者制定一个计划，只在安静的时候去丰富的感官环境。

感觉迟钝（感知不良）

☐ 让我的孩子有更多的时间在户外玩耍。

☐ 在我孩子的一天中创造有规律的感官休息，让他们从事刺激他们感官的活动。

☐ 找一些能刺激孩子感官的玩具（比如，音乐玩具、橡皮泥和蹦床）。

（二）活动转换工具

☐ 制作一个视觉时间表与孩子分享日常生活。

☐ 制作一个"现在 – 然后视觉卡"引导孩子进入一个新的活动。

☐ 使用计时器或口头声明提供变化的预先警告。

☐ 提供关于变化的信息。

☐ 使用"社交故事™"来帮助解释变化或新的活动 / 情况。

☐ 制作视觉日历来解释每周或一个月的主要变化。

常见问题解答

1. 我怎样才能记得每天使用"环境工具箱"里的工具呢？

解答：现在花点时间来考虑一下，在一天中的哪些时候可以提供练习"环境工具箱"中工具的最佳机会，这会有所帮助。在家里留下一些视觉提醒也会很有帮助，提醒你计划使用哪些策略。

2. 如果我的孩子知道更多关于即将发生的变化的信息，他们似乎会变得更加焦虑，我还要使用"活动转换工具"吗？

解答：对于一些 ASD 儿童来说，更多的信息似乎会让他们更加焦虑。如果你发现孩子有这一明显的特点，书中所描述的一些"变化转换工具"可能没有用，我们鼓励你进行相应的调整。例如，你可能会发现使用警告提前通知孩子接下来要发生变化了是有用的，但提供有关变化的信息是无效的。并不是所有的工具都适用于所有 ASD 儿童。我们鼓励你尝试、监控和使用那些有效的工具。

环境工具监测表

天数	工具1: _____ 是否使用? 是/否	工具2: _____ 是否使用? 是/否	备注
1			
2			
3			
4			
5			
6			
7			

第三阶段

家长工具箱

第三阶段概述

第三阶段的目的是帮助你理解为什么 ASD 儿童会经历高度的焦虑，以及为什么这种焦虑不会自己消失。在这个阶段的课程中，你还将学习更多实用的策略，来帮助你的孩子降低焦虑水平。这些都收藏在"家长工具箱"中。

在第三阶段中，你将了解到：
- ✓　为什么 ASD 儿童会感到焦虑（第二部分）。
- ✓　减少焦虑的"家长工具箱"：
  - –"沟通工具"
  - –"示范和教学工具"
  - –"表扬工具"
  - –"奖励工具"
- ✓　周计划。

你需要：
- ✓　第二阶段中的监控表。
- ✓　这本书。

第二阶段周计划回顾

你应该还记得第一阶段和第二阶段，当我们学习新技能时，花点时间来反思我们作为父母如何能提供较大的帮助。当你花时间来反思这一周时，记得真心地鼓励自己。管理一个经常焦虑的 ASD 孩子是具有挑战性的；善待自己，花时间学习新的技能来帮助你的孩子。如果你这样做了，你就是一位优秀的家长。

在第二阶段的周计划中，我们要求你选择两种"环境工具"在一周内尝试，并使用监测表格来跟踪你的进展。

我尝试过的第一种策略是：＿＿＿＿＿＿＿＿＿＿＿＿＿＿＿＿＿＿＿

你在实施这个"环境工具"时，取得了哪些成功？

＿＿＿＿＿＿＿＿＿＿＿＿＿＿＿＿＿＿＿＿＿＿＿＿＿＿＿＿＿＿＿

＿＿＿＿＿＿＿＿＿＿＿＿＿＿＿＿＿＿＿＿＿＿＿＿＿＿＿＿＿＿＿

＿＿＿＿＿＿＿＿＿＿＿＿＿＿＿＿＿＿＿＿＿＿＿＿＿＿＿＿＿＿＿

＿＿＿＿＿＿＿＿＿＿＿＿＿＿＿＿＿＿＿＿＿＿＿＿＿＿＿＿＿＿＿

＿＿＿＿＿＿＿＿＿＿＿＿＿＿＿＿＿＿＿＿＿＿＿＿＿＿＿＿＿＿＿

＿＿＿＿＿＿＿＿＿＿＿＿＿＿＿＿＿＿＿＿＿＿＿＿＿＿＿＿＿＿＿

＿＿＿＿＿＿＿＿＿＿＿＿＿＿＿＿＿＿＿＿＿＿＿＿＿＿＿＿＿＿＿

＿＿＿＿＿＿＿＿＿＿＿＿＿＿＿＿＿＿＿＿＿＿＿＿＿＿＿＿＿＿＿

＿＿＿＿＿＿＿＿＿＿＿＿＿＿＿＿＿＿＿＿＿＿＿＿＿＿＿＿＿＿＿

＿＿＿＿＿＿＿＿＿＿＿＿＿＿＿＿＿＿＿＿＿＿＿＿＿＿＿＿＿＿＿

你在实施这个"环境工具"时遇到了哪些挑战？

_____

_____

_____

_____

_____

_____

_____

_____

我尝试的第二种策略是：_____

你在实施这个"环境工具"时，取得了哪些成功？

_____

_____

_____

_____

_____

_____

_____

_____

_____

_____

你在实施这个"环境工具"时，遇到了哪些挑战？

_____

_____

_____

_____

_____

_____

_____

_____

_____

为什么 ASD 儿童会经历高度焦虑（第二部分）？

让我们来看看为什么焦虑会成为 ASD 儿童的问题，而且焦虑会成为问题的导火索。

（一）太多回避

焦虑是生活中正常的一部分。事实上，为了学习和成长，孩子们需要学习如何应对和管理焦虑。孩子们只有暴露在导致焦虑的情境中才能慢慢学会如何管理焦虑。如果孩子们一直不接触让他们焦虑的情境，那么焦虑就会成为一个问题。

（二）为什么孩子会回避焦虑？

孩子们自然会想要回避让他们感到焦虑的情境、经历或物体。如果你处于危险之中，你自然而然和适当的反应也是离开危险的情况。同样地，如果你之前遇到过危险的情况，当它再次出现时你会下意识地避免这种情况，这是本能的反应。例如，想象一下你的孩子正在学校操场上玩耍，她不小心把球踢到了附近的街道中间，她只好跑到街上去捡球。当她拿到球的那一刻，她注意到一辆汽车正向她驶来。在几秒钟内，她会不由自主地想，"这不安全"，并感到恐惧，身体也会被唤醒（焦虑的身体迹象）。她决定跑回路边去，当她到达路边时，她想，"我安全了"，她感到恐惧和焦虑的身体迹象迅速减少，并有一种解脱的感觉。以后，当球再次被踢到马路中间时，你的孩子会想起自己的经历，她会回避自己跑到马路上，而是让老师去捡球。因为她会联想起上次发生的事情，而感到一阵焦虑，但当她决定让老师捡球时，她的焦虑减轻了，她感到了一种解脱感。这个例子说明，焦虑可以帮助你的孩子避免真正的危险，让她能生存下去。

然而，当你的孩子认为有危险但实际上危险根本不存在时，回避就会成为一个问题。例如，想象一下你的孩子在操场上准备去和一群孩子玩耍。但几秒钟后，他下意识地想，"这些孩子会打我或对我不友善，我无法应付，我做不到"，他感到害怕，然后他决定离开其他孩子，站在你的身边。当他离开其他孩子，站在你的身边，他的恐惧和焦虑的身体信号会迅速减少，同时也会有一种解脱的感觉。以后，当他看到一群孩子在操场上时，他就会避免接近他们。

当他想到接近他们时,他会想起上次发生的事情,他会突然感到焦虑,但一旦他决定待在你身边,他的焦虑就会减少,会有一种解脱的感觉。

在这种情况下,回避对你的孩子没有任何帮助。
- 你的孩子之所以回避,是因为他认为避免这些情况可以迅速减少焦虑。
- 回避导致你的孩子无法知道他担心的"坏事"不太可能发生。例如,公园里的孩子们不太可能对你的孩子做什么坏事。
- 回避使你的孩子无法学会他能应付的事情。
- 回避使你的孩子无法意识到,如果他保持在一个(安全的)情况下,焦虑通常也会减少。

简而言之,孩子们会刻意去回避某些情况,因为回避在短期内能迅速减少他们的焦虑。然而,从长远来看,回避会让孩子的焦虑继续下去,因为它阻止了孩子知道他害怕的事情不太可能发生,他其实可以应对这种情况。

(三)孩子如何避免焦虑?
孩子可以有很多方法避免焦虑。其中一些可能很容易被观察到,但另一些可能会非常微妙。

活动:我的孩子是用什么方式来回避的?

阅读以下清单中孩子们避免他们害怕的情况所用的方法,并勾选你在孩子身上观察到的方法。

- ☐ 拒绝进入一种情境。
- ☐ 跑掉。
- ☐ 躲起来。
- ☐ 拒绝尝试任务。
- ☐ 以攻击他人的方式行动(通常孩子会被带离这种情境)。
- ☐ 以挑衅或不服从的方式行事(通常孩子会被带离这种情境,或者移除让他害怕的任务)。

☐　抱怨自己生病了（通常孩子会被带离这种情境）。

☐　待在一种情境下，但拒绝参与。

☐　说她不知道如何完成一项任务（为了避免一个害怕的任务，或避免犯错，或避免接受批评）。

☐　其他：＿＿＿＿＿＿＿＿＿＿＿＿＿＿＿＿＿＿＿＿＿＿＿＿＿。

活动：如何帮助孩子避免焦虑

作为父母，我们的行为会影响孩子，孩子同样也会影响我们。作为父母，看着我们的孩子经历痛苦、疾病、哭闹或焦虑是非常痛苦的。所以，当一个年幼的孩子很快表现出焦虑时，父母可能会采取一些行动来减少孩子的焦虑，因为我们不愿意看着自己的孩子受苦。考虑以下方法来帮助你的孩子避免焦虑的情况，查看你认为适合你的方法。

☐　将孩子从引发焦虑的环境中带走。

☐　消除引起孩子焦虑的原因。

☐　让孩子远离过去曾引起他焦虑的情境。

☐　让孩子远离新的情况，以防孩子感到焦虑。

☐　为孩子完成任务。

☐　协助孩子完成任务。

☐　降低你对孩子的期望。

☐　为你的孩子做决定。

有时我们需要保护孩子，但经常帮助孩子避免焦虑，过度保护，过度帮助和过度控制，从长远来说会让他们的焦虑持续不断。

（一）避免过度向孩子示范焦虑行为

孩子们通过观察、倾听和与父母、兄弟姐妹、朋友和老师的交谈来了解这个世界。有时，大人通过对话和示范焦虑行为，无意中教会孩子们害怕某些情况或物体。示范包括多种方式，很多情况大人可能并未意识到：

·　告诉孩子某些情况是危险的。例如，告诉孩子"不要碰狗，它们会咬伤小孩"，可能会让孩子害怕狗。

- 过度谈论你自己的焦虑和焦虑反应。例如，孩子无意中听到父母说这样的话："我肯定感染了火车上的细菌，这太恶心了"，这可能会让孩子害怕细菌和火车。
- 在孩子面前表现得过于焦虑。例如，父母对新情况做出非常害怕的反应，可能会教会他们的孩子害怕新情况。
- 赞同孩子的恐惧，或者过多地谈论他们的恐惧。

（二）避免不一致的或无益的反应

如何应对一个焦虑的孩子可能非常困难，有时甚至是违反直觉的。没有一个父母是完美的，在某些时候，所有的父母，以及孩子生活中其他重要的成年人，都会对孩子的焦虑做出无益或不一致的反应。例如：

- 有时表现出同理心和理解，有时又表现出愤怒和不耐烦。这些不一致的反应会给你的孩子造成困惑和增加焦虑。
- 让孩子避免进入他们担心的安全情况。正如我们前面提到的，避免引发焦虑的情况从长远来看会让孩子保持焦虑。
- 过分地安抚孩子。过度的安慰会给孩子传递这样一个信息：确实有一些事情是令人害怕的，他们无法自己应对。例如，如果你的孩子害怕陨石击中房子，你不断地安慰他房子是安全的话，实际上可能会给他传递一个信息，这是一件危险的事情，我们需要多加注意。

活动：我和其他成年人可能做过的一些意外传达了恐惧的事

善待自己，花点时间回顾一下你刚刚读到的信息。问自己以下问题并做一些笔记。

我是否曾对我的孩子感到愤怒或不耐烦？（有时没有这种感觉是不正常的。）是什么触发了我内心的这些感觉？当我感到焦虑或不耐烦时，我该怎么做？

_____

_____

_____

_____

_____

当我感到愤怒和不耐烦时，我该如何让自己平静下来？如果我做不到让自己平静下来，那么阻碍我这样做的障碍是什么？能帮助我平复情绪的事，是否也可以帮到我的孩子呢？

_____

_____

_____

_____

_____

有什么情况是我应该帮助孩子避免的吗？我对这些情况有什么感觉？这些情况对我的孩子来说危险吗？还是有其他的原因让我们回避它们？

_____

_____

_____

_____

_____

我应该如何安慰我的孩子？这是一种过度的安慰吗？我为什么要这样做？

_____

_____

_____

_____

_____

当你花时间来反思自己的育儿实践时，对自己温和不批判是很重要的。提醒自己，你已经尽力做到最好了。善意地告诉自己，你做的是对的，并且已经在正确的轨道上。你以前从来没有这样做过反思，可能会有些困难，而且可能会带来痛苦。在反思的时候，对自己说些友善的话，给自己一些鼓励。

父母自身的压力、焦虑或抑郁

所有的父母都会经历不堪重负、压力、焦虑或悲伤的感觉。这对于 ASD 孩子的父母来说尤其如此，因为尽管抚养 ASD 孩子已经是件很了不起的事，但它也可能是非常具有挑战性的。感到充满挑战是很正常的。事实上，接受这些非常正常的感觉，并学习以适当的方式处理它们（如面对恐惧、解决问题或寻求帮助），才能向我们的孩子展示管理情绪的健康方式。然而，如果我们持续陷入高水平的压力、焦虑或抑郁之中，我们就有可能面临以下风险：

- 无意中将焦虑、愤怒或激动的情绪传递给孩子（这些情绪往往具有"传染性"）。
- 对孩子的行为做出不一致和不恰当的反应。
- 对孩子的需求反应迟钝。
- 无形中教会了孩子不健康的情绪处理方式，如回避、变得孤立、不寻求帮助和通过攻击行为来表达焦虑。

　　如果你认为自己可能经历了长期的压力、焦虑、愤怒或抑郁，我们祝贺你已认识到了这一点。帮助你的孩子识别和管理自己无用的焦虑情绪的最好策略之一就是以健康的方式识别和管理自己的情绪。有许多很好的策略可以管理压力、焦虑、愤怒和抑郁。在《趣味情绪体验活动》的第 5 ~ 10 阶段，我们讨论了父母可能使用的策略。如果你正在经历高水平的压力、焦虑或抑郁，每天都难以应对，或经常感到"束手无策"，我们强烈建议你预约专门从事认知行为治疗的心理医生或咨询师。如果药物治疗有帮助，他会建议你去看全科医生。如果你不确定自己的抑郁、焦虑和压力水平，你可以在线填写一个很好的问卷：www.depressionanxiety-stress-test.org/take-the-test.html.

总结

　　焦虑一直是长期困扰 ASD 幼儿的一个问题，原因有很多。到目前为止，我们讨论过的一些原因包括：

- ✓　过分地回避焦虑
- ✓　家长做了不良示范
- ✓　家长不一致的或无益的反应
- ✓　父母自身的压力、焦虑或抑郁。

家长工具箱

　　"家长工具箱"包含了一些工具，可以帮助你以更好的方式帮助孩子管理他 / 她的焦虑。有四个"家长工具"：

- ·　"沟通工具"。
- ·　"示范和教学工具"。
- ·　"表扬工具"。
- ·　"奖励工具"。

我们将在本节中描述这些工具以及如何使用它们。

沟通工具

患有 ASD 的孩子在感到压力或焦虑时，在理解语言和交流自己的想法方面会有更多的困难。我们发现，在孩子焦虑时调整与她沟通的方式可以帮助了解情况是否如此。沟通困难通常可以分为两类：不能理解别人告诉我们的话，被称为接受性语言困难；不能告诉别人我们的想法和 / 或感受，也被称为表达性语言困难。

如果你认为你的孩子有表达性或接受性语言的困难，我们建议你寻求语言治疗师的帮助。语言治疗师可以评估你孩子的困难，并为你提供详细的计划来适应和改善这些困难。无论你的孩子是否有特定的表达性或接受性语言困难，我们建议父母、老师和其他成年人在孩子紧张和焦虑的情况下调整与他们的沟通方式。

活动：在孩子有压力和焦虑的时候调整我们的沟通方式

作为一项有益的活动，在下面表格的第一列列出你的孩子遇到的沟通困难的情况。接下来，描述一下你注意到的沟通困难。例如，理解言语困难还是表达自己有困难？许多 ASD 儿童在焦虑时会同时经历这两种情况。最后，选择一个他们可能会从中受益的沟通工具。以下是列表：

- 使用替代沟通方式，而不是口语进行沟通，如动作、手势或图片。例如，给孩子看一组按照你希望的顺序完成这些任务的照片。
- 使用清晰、简单的指令。
- 一次只给一个指令。
- 如果孩子难以理解你说的话，向他演示你的意思。
- 给孩子额外的时间来处理和回应你的请求。

情境	所观察到的沟通困难	沟通工具
来到幼儿园。	我发现孩子很难按照我的指示把书包放好，然后把午餐盒放在冰箱里，把水壶放在柜子里。当我给他这些指示时，他茫然地看着我。	一次只给一个指令

示范和教学工具

重要的是，当面对压力时，父母要示范勇敢和适当的应对行为。同样重要的是，父母要与孩子讨论应对不同压力的勇敢和适当方式。

知道何时以及如何以一种适合你孩子的方式示范和讨论勇敢的应对行为可能是困难的。下面是一些示例：

情境	示范勇敢行为的例子	如何讨论勇敢的行为的例子
上学快迟到了	深呼吸 保持冷静	"我有点担心，因为我们要迟到了，但我知道如何处理担心。我可以做一些深呼吸来放松，我的担心会变得更小些。"
被提供新的食物	尝试食物 保持冷静	"我很担心，因为我以前从来没有吃过这种食物，但我知道如何处理担心。我可以试一下，看看我是否喜欢，这样我就没事了。"
去看新的医生	保持冷静 寻求帮助	活动开始前："我真的很担心，因为我们要去看一个新的医生，我不确定我是否已经带齐了所有需要的东西。但我知道如何处理担心。我可以寻求帮助。我会问前台的接待人员，她会帮助我的。" 活动结束后："新医生人很好，接待人员也非常乐于助人。"
在宠物动物园看到小羊羔	拍拍小羊羔 保持冷静	活动开始前："我有点担心，因为我以前从来没有拍过羊。但我知道如何处理担心。我会深呼吸让自己平静下来，然后试一下。" 活动结束后："我有点担心，因为我从来没有拍过羊，但是当我拍到羊的时候，真的很有趣！"

活动：展示和讨论面对压力、焦虑或焦虑时勇敢的应对方式

花点时间来反思一下。

有时我会表现出自己的焦虑，有时我会回避某些情况。这些情况是什么？我该说什么或做什么？

　　有时，我可以很好地应对焦虑和压力。这些情况是什么？我该怎么说？我该怎么办？

表扬工具

　　表扬是一个强大的工具，你可以用来增加孩子的应对行为，减少他们的焦虑。

　　注意那些你的孩子已经尝试表现出勇敢的应对行为的情况。接下来，当孩子展示或尝试展示他的勇敢应对方式时，你都要有意识地立即表扬他——例如，与新朋友交谈，尝试新事物，与你分离。

　　表扬的时候一定要具体，这样孩子才能确切地理解他做对了什么。例如，"做得好，马克，当妈妈和心理医生谈话时，你勇敢地在候诊室里等着"比"做得好，马克"要好。具体的表扬是一个强大的学习工具，可以塑造孩子的行为。

　　有一些 ASD 儿童似乎并不喜欢表扬或对表扬反应不好。这可能与成年人在表扬幼儿时经常使用的高度情绪化的语气、面部表情和肢体语言有关。如果你的孩子不喜欢表扬，试着用非情绪化的、实事求是的语气来表扬你的孩子。或者试着写一个"社交故事 ™"来表扬你的孩子，解释她做得好的地方。此外，请记住，如果你的孩子不同意你的表扬，你就不需要和她争论为什么你认为她的行为是好的，为什么他 / 她认为她的行为是不好的。简单地用一个中立的陈述来结束谈话，比如"好吧，我认为你做得很好，但我知道你不同意"。对你的孩子来说，听到你表扬她是最重要的一点。

活动：何时和如何表扬孩子

　　有时，当你的孩子经历高度的焦虑时，你很难意识到孩子的勇敢行为。列个清单会有帮助。在下表中，填写你的孩子试图克服和应对他的焦虑以及他勇敢的应对行为的当前情况。

情境	勇敢的行为
当我把洗好的衣服挂在后院的晾衣绳上时，鲍比会感到焦虑。	他待在屋里，从窗口向我挥手。
玛德琳对上幼儿园感到焦虑。	她一整天都上幼儿园，尽管我离开时她会对我尖叫。

奖励工具

　　奖励是另一个强大的工具，可以用来增加孩子的应对行为，减少他/她的焦虑。年龄较大的孩子可以理解如何面对恐惧，以及如何练习应对策略来帮助自己在以后的日子里减少焦虑，因此往往有内在动机去从事具有挑战性的，有时是不愉快的活动。但是，那些仍在发展思维能力和延迟满足能力的幼儿，可能很难理解面对焦虑和练习勇敢的行为对他们有什么好处。因此，他们很少有内在动机去从事具有挑战性的活动。幼儿更有可能因为可以得到有形的、即刻的奖励而从事具有挑战性的活动，练习勇敢的行为。贴小红花或代币系统对这个年龄段的孩子很有效。

如何实施小红花或代币系统?

第一步：设计一个你希望孩子经常完成的任务。例如，可以是练习一种"情绪工具箱"策略或一种勇敢的行为（比如和老师打招呼）。记住，奖励系统是为了鼓励孩子更频繁地完成他已经有能力完成的任务。在第 4 阶段中，你将学习如何分解孩子还不能完成的任务（例如，如何分解上幼儿园一整天的任务，如果一个孩子目前不能与父母分开超过五分钟）。

第二步：确定能激励孩子的奖励。奖励可以是物质上的奖励（例如贴纸、印章或玩具）或活动（例如，和妈妈一起去公园，一起烤蛋糕，或者在蹦床上跳半小时）。在决定奖励时，重要的是要记住，激励孩子的东西是经常发生变化的。前一周他们可能会对某一种奖励有强烈的动机，下一周他们可能对同样的奖励只有很少的兴趣。我们建议你定期（即每周或每两周）重新评估，如果有必要，改变你给孩子的奖励。重新评估的好时机是在你的孩子得到约定的奖励后不久。

第三步：决定孩子是在每次完成任务时得到一个小的奖励，还是会通过收集一定数量的贴纸或代币（例如，按钮、计数器、珠子，对勾）再来换取奖励。如果你决定使用贴纸或代币，确定孩子需要赚多少代币才能用它们换取奖励。奖励必须是立即的、持续的，并且只有当孩子执行期望的行为时才给予，才会起作用。年幼的孩子需要很快地看到结果，这就是为什么贴纸和代币很有效的原因。

第四步：制作一张图表或代币板，向孩子介绍奖励系统。向孩子解释，每次他完成任务时，他将在图表或代币板上收到一个贴纸 / 代币。然后，在他收到指定数量的贴纸 / 代币后，允许孩子用这些代币换取约定的奖励。

活动：为孩子设计一个奖励系统

为了帮助你为孩子设计一个奖励系统，写下你希望孩子更经常完成的任务，以及他/她在得到奖励之前需要完成每项任务的频率。

任务	在孩子得到奖励之前需要获得的贴纸数量	可能的奖励
当我洗澡的时候，他/她一个人在客厅里玩	3	去公园 冰激凌 2块钱

管理崩溃的工具

管理崩溃的最佳策略是预防——也就是说，了解孩子的焦虑触发因素和迹象，并使用工具箱中的其他工具，在孩子情绪达到崩溃水平之前减少焦虑。然而，有时候，尽管你尽了最大的努力，你的孩子还是会崩溃。要知道当一个孩子情绪崩溃的时候，处理起来是非常困难的。许多家长和专业人士都发现这些情况难以应对，常常不确定自己应该怎么做。一个有用的比喻是要以汽车 GPS 导航系统的方式来应对。当驾驶员没有遵循 GPS 的引导时，自动语音不会对驾驶员进行批评或评判，而是简单而平静地解释如何纠正情况。重要的是，在孩子崩溃时要知道可以做什么，不可以做什么。用类似 GPS 的平静且安慰的声音，解释该如何做来恢复情绪和认知。

以下是我们在孩子崩溃时管理崩溃的最佳建议。

可以做的：

- 让一个人来控制局面。
- 保持冷静、果断、自信。记住要保持成人的角色；镇定，控制自己。
- 使用缓慢、低沉的声音和清晰、简单、最少的词语。
- 当和孩子说话时，坐在一旁不要看他/她的脸（例如，离孩子不远不近，看向一边和下面）。
- 肢体语言保持冷静，而不是强加于人。
- 当给出指令时，要承认孩子的情绪，说出一个指令的理由，然后给出一个指令（例如，"我能感觉到你现在真的很难受。你需要休息一下，坐在这个豆袋上"）。
- 一旦孩子开始平静下来，就给予表扬和鼓励（例如，"这是明智和正确的做法"）。
- 为了保护孩子的安全，移除任何可能伤害到他/她的东西和不需要的人。
- 让孩子坐下来。
- 给孩子尽可能多的独处时间，给他/她一个安静的地方。如果可能的话，创建一个永久的、安静的、平静的空间，并给它起一个名字，比如"平静空间"，以确保孩子明白这个空间不是一个像"淘气角"或"罚时出局"那样惩罚人的地方。在孩子的日常管理中要确保"淘气角"或"罚时出局"是用来惩罚孩子的空间，不可混乱使用。
- 转向讨论孩子的特殊兴趣（例如，开始讨论或让孩子列出一个列表或整理她收藏的东西）。
- 给孩子一个救急/冷静的盒子（例如，给他一个盒子，里面装满了发条玩具、拼图、卡车、目录册、收音机、压力球或可以旋转的玩具）。
- 给予赞美（例如，"你是一个非常聪明的女孩"）。

不要做的：

- 不要碰你的孩子，除非这是制止孩子暴力的保护行动。
- 不要把孩子的心情和你的语言相匹配（即，声音保持低沉和缓慢）。
- 不要威胁或使用惩罚。

- 不要试图把这种情况变成一个教训——孩子在崩溃的时候什么也听不进去。
- 不要说"不"。
- 不要谈论后果。

总结

"家长工具箱"有助于你掌握如何减少孩子的焦虑，并采用适当的方法鼓励孩子发展他 / 她的应对技巧。"家长工具箱"包括：

✓　"沟通工具"
✓　"示范和教学工具"
✓　"表扬工具"
✓　"奖励工具"
✓　"崩溃工具"。

小结

到目前为止，我们已经知道 ASD 儿童出现焦虑问题的原因非常复杂，了解为什么焦虑是一个问题，有助于我们理解如何帮助我们的孩子管理他们的焦虑。

一方面，我们知道 ASD 的一些核心特征，如感觉处理困难、沟通困难、适应变化困难和社交技能困难，会导致儿童经历焦虑。焦虑的增加又进一步导致所有这些困难更加明显。你所参与的一些早期干预有助于提高你在这些领域的技能，但这项工作的效果比较缓慢，不能立即缓解焦虑。

一般来说，减少 ASD 孩子焦虑的一个好方法是通过调整环境来适应他的 ASD 特征，消除或减少儿童焦虑的诱因。我们通过使用"环境工具箱"，包括"感觉工具"和"变化工具"可以做到这一点。

与此同时，我们知道焦虑是生活中正常的一部分，孩子需要学会逐渐应对一些焦虑才能成长和学习。一旦孩子学会了如何应对，他们的焦虑就会减少。孩子只有遇到会导致焦虑的情况才能学会应对。如果孩子一直不接触导致他们焦虑的情况，那么焦虑就会成为一个问题。"家长工具箱"是一套帮助孩子学习应对焦虑的策略。

综上所述，患有 ASD 的儿童既需要适当保护，也需要暴露在引发焦虑的情境中，以减少焦虑，提高他们的应对能力。了解适当的保护和适应水平，以及何时需要回避、哪些属于过度保护、哪些应该去适应，可能是困难的。要确定你的孩子是否有能力学习处理引起焦虑的情况，或者我们是否需要使用"环境工具"，以下这些是有帮助的：

- 对 ASD 孩子的优势和困难有准确的认识。
- 对孩子的能力有一个准确的认识。
- 对孩子的焦虑诱因有准确的认识。
- 相信自己有能力帮助孩子控制他们的焦虑。
- 在孩子经历合理程度的不适或痛苦时，你能够管理自己的焦虑。

第三阶段周计划　

周计划的目标是开始使用"家长工具箱"的两个工具。

本周从"家长工具箱"中选择两个工具进行尝试，然后使用书中所提供的自我监控表来记录你使用每种策略的情况。

从家长工具箱中勾选你本周计划使用的两个工具。

（一）沟通工具

☐ 替代沟通方式，包括使用动作、手势、图片和语言。
☐ 清晰、简单的指令。
☐ 一次一个指令。
☐ 通过演示以帮助孩子理解。
☐ 适当给孩子按要求完成任务和反应的时间。

（二）示范和教学工具

☐ 示范勇敢的应对行为。
☐ 讨论勇敢的应对行为。

（三）表扬工具

☐ 表扬当前的勇敢行为。

（四）奖励工具

☐ 设计一个奖励系统。

（五）崩溃管理工具

☐ 需要时使用崩溃应对策略。

常见问题解答

1. 我要如何记得每天尝试"家长工具箱"中的工具?

解答：现在花点儿时间来思考一下一天中什么时间可以提供最好的机会练习"家长工具箱"中的工具，这是很有帮助的。在房间里留下一些视觉提醒会很有帮助（例如，在便签纸上面写上"表扬"、"奖励"或"使用平静空间"的便利贴）。如果可能的话，也可以请你的伴侣或朋友来帮助你。

家长工具监控表

天数	工具1：_____ 是否使用？ 是 / 否	工具2：_____ 是否使用？ 是 / 否	备注
1			
2			
3			
4			
5			
6			
7			

83

第四阶段

小·步骤
征服大恐惧

第四阶段概述

第四阶段的目的是教你如何帮助孩子开始以一种安全和支持的方式面对自己的恐惧。你将学习如何为孩子设计一个计划（我们称之为"暴露阶梯"），以及如何与孩子一起实施这个计划。暴露阶梯是基于一种被称为"逐级暴露法"的治疗形式，这种疗法得到了 40 多年来的研究支持。

在第四阶段，你将了解到：
- ✓ 为什么逃避会让焦虑持续。
- ✓ 为什么逐级暴露会帮助你的孩子克服他的恐惧。
- ✓ 如何为你的孩子创建一个暴露阶梯。
- ✓ 如何与你的孩子一起使用暴露阶梯。

你需要：
- ✓ 使用第三阶段的监控表。
- ✓ 这本书。

第三阶段周计划回顾

在第三阶段中，我们要求你一周内选择两个"家长工具"进行尝试，并使用监控表来跟踪你的进度。现在花点时间来反思一下你使用这两种工具的经验，对自己好一点，温柔一点，要知道学习新技能可能是困难和令人沮丧的。

策略 1：_____

在实施这个"家长工具"时，你取得了哪些成功？

_____
_____
_____
_____
_____
_____
_____
_____
_____

在实施"家长工具"时，你遇到了哪些挑战？

_____
_____
_____
_____
_____
_____
_____

_____

_____

_____

策略 2：_____

在实施这个"家长工具"时，你取得了什么成功？

_____

_____

_____

_____

_____

_____

_____

_____

在实施"家长工具"时，你遇到了哪些挑战？

_____

_____

_____

_____

_____

_____

_____

_____

_____

_____

_____

_____

回顾：回避在维持焦虑中的作用　

　　正如我们在第三阶段所讨论的，我们知道，当孩子总是回避会引发他们恐惧的事，他们的恐惧会随着时间的推移而增加。回避的表现可以是显而易见的，如拒绝进入一个情境或逃离一个情境；回避也可能是很微妙的，如孩子能待在一个情境下，但拒绝参与或声称不知道如何完成一项任务。有时，父母和照顾者会无意中帮助孩子避免焦虑。回避是一个问题，原因如下：

- ✓ 在短期内，回避会迅速减少对某一情境或任务的焦虑，因此孩子们很可能会认为回避是有益的。
- ✓ 回避会阻止孩子了解他们所害怕的情况或物体只是在他们的想象中（例如，怪物），是可以忍受的（例如，受到老师的批评）或不太可能发生的（例如，被一只小狗严重咬伤）。
- ✓ 回避会阻碍孩子知道他们可以应对他们的焦虑。
- ✓ 回避会阻碍孩子知道，如果他们待在这种情况下，焦虑会自行减少。
- ✓ 没有这种学习，焦虑会持续下去，而且通常会恶化。

活动：我的孩子回避的情况或任务

在下表中，列出你的孩子回避的情况或任务，你的孩子是采用哪些方式回避这些情况或任务的，以及你认为可能导致孩子回避这些情况或任务的恐惧。

情况或任务	回避行为	恐惧
在学校和家里写作业	说"不" 拒绝开始 说"我不明白"或"我不行" 逃跑	尝试新事物 犯错误 被批评
在爷爷家的后院	拒绝进入 粘着我 试图爬到我身上 跑开，躲起来	狗咬他或伤害他

逐级暴露法

　　逐级暴露法是一种治疗技术，用来温和地向孩子一步一步分析引起他焦虑的经历，让他有机会运用自己的应对技巧。从引发最少焦虑的情境开始，孩子进入并停留在一个情境中，直到他的焦虑水平显著降低（这通常需要 20 ~ 30 分钟）。然后让他反复这样做，直到他对进入这个情境没有或只有非常轻微的焦虑。

　　或者，如果孩子害怕一项任务（而不是害怕一个他可以待在其中的情境），就让他反复完成这个任务（或任务的一部分），直到他对完成任务没有焦虑或只有非常轻微的焦虑。这样我们就不会让孩子一下子经历太多的焦虑，而是通过循序渐进、切实可行的方法来帮助他面对焦虑，从而获得成功。逐级暴露法是一种经过多年研究支持的成熟技术。循序渐进的接触会减少孩子的焦虑，因为它教会了他们：

- 他们的恐惧只存在于他们的想象中（例如，怪物），是可以忍受的（例如，生病）或者是不太可能发生的（例如，父母永远不会回来）
- 他们可以应对自己的焦虑
- 如果他们在一个环境中待的时间足够长，或者如果他们在一个特定的任务中投入的时间足够长，他们的焦虑就会减少。

　　此外，由于逐级暴露法涉及一系列难度逐渐增加的小步骤，孩子可以取得很多小的胜利，永远不会被焦虑压垮。

焦虑，ASD 和逐级暴露法

　　正如我们在第三阶段所讨论的，患有 ASD 和焦虑的儿童需要适应，也需要暴露于引发焦虑的情境中，以有效地减少他们的焦虑，提高他们的应对技能。这意味着患有 ASD 和焦虑的儿童将从逐级暴露法中受益；然而，有时这种逐级暴露法可能需要根据具体情况进行调整。

（一）对感官体验的焦虑和恐惧

正如我们之前讨论的，许多 ASD 儿童的感觉处理系统与正常发育儿童不一样，这导致他们在感受某些感觉刺激时会觉得不舒服、疼痛甚至极度疼痛。由于这种疼痛，他们可能会对特定的感官体验或这些体验的原因产生明显的焦虑。例如，一个孩子可能会对明亮的灯光或出现亮光的地方产生焦虑（例如，大型购物中心）。迄今为止的研究表明，与感觉敏感性相关的高度感官体验并不会随着接触这些感官刺激次数的增加而减少。因为感觉不适不会减少，孩子对导致不适的感觉体验的焦虑并不会习惯化（即通过暴露而自行减少）。事实上，让你的孩子一次又一次地接触到他无法忍受的感官体验，很可能会增加他的焦虑，而不是减少它。成年 ASD 患者描述说，他们学会了应对感官不适的策略，并且有了应对策略，他们对感官体验的焦虑减少了。因此，如下所述，如果你的孩子因为感觉体验而感到焦虑和避免某些情境，逐级暴露就需要结合"感觉工具"，这样她就可以知道自己可以应对。例如，如果你的孩子对学校的操场感到焦虑，并避免去操场，部分原因是与明亮的阳光相关的疼痛，首先为她提供太阳镜，消除她痛苦的感官体验，然后再通过逐级暴露法来帮助她克服这种对操场的恐惧。

（二）需要常规

患有 ASD 的孩子在生活中有可预测的常规、改变最小化时，会处理得更好，学习得更好。日常生活中的改变通常会引发高度的焦虑。如果你的孩子在可预测的日常生活中功能更好，我们不建议你打乱日常生活，让他感到更多的焦虑。因此，使用"环境工具箱"中的"变化转换工具"创建一个可预测的常规。然而，如果你的孩子非常死板，而且他的死板损害了重要的发展目标（例如，他不能容忍你从学校开车走另一条路回家），那么我们建议逐步引入小的逐级暴露，以增加他对变化的容忍度，并帮助他发展认知灵活性。

（三）害怕社交场合

ASD 儿童可能会因为许多不同的原因，变得非常害怕社交场合，包括学校。其中的一些原因包括噪音、气味、事件的不可预测性、教师之间的不一致性、学习问题、同伴问题（例如，缺乏朋友，缺乏社会理解力，言语和身体上的欺凌或拒绝）和社交超负荷（即人太多）。为了减少焦虑，我们需要了解孩子感到特别焦虑的是什么。理解特定的焦虑可以准确地针对这种恐惧，逐级暴露。

因为逐级暴露是一种减少孩子在安全环境中也感到焦虑的工具，我们首先需要调查学校对孩子来说是不是一个安全的环境。对你的孩子来说，一个潜在的不安全的环境包括以下环境：

- 在一天中没有真正的休息时间，所以你的孩子无法从感官或社会刺激中得到放松
- 你的孩子经常（即每天或每周）受到正常的同龄人或老师的欺凌和 / 或拒绝
- 没有通过改变环境来帮助你的孩子处理感官问题。

（四）学习和语言问题

一些 ASD 儿童在学习和 / 或语言能力方面也存在问题。他们的学习和语言状况会极大地影响他们的学习和社交能力。如果你的孩子对他们正在学习的社交或学习环境非常焦虑，或者对社交有期望，潜在的原因可能是他们在学习和交流方面有困难。如果是这样，就需要对这些困难进行评估和了解。仅仅让孩子一次又一次地暴露在一个他的能力达不到预期的学习环境中并不能减少焦虑；相反，它很可能会增加焦虑。在这种情况下，逐级暴露法需要适当调整，以适应孩子的学习困难。

请注意

临床经验告诉我们，有些 ASD 孩子的家长很难将学校视为一个安全的地方，因为他们自己的上学经历曾经是可怕的，尤其是如果这位家长被学生和 / 或老师欺负过。如果你是这种情况，那么承认自己的经历是很重要的，保护自己的孩子是人的本能，但也应承认你的孩子会和你有不同的经历，虽然有些元素是相同的，但应该考虑到你的孩子有不同的结果的可能性。你孩子的经历将会是不同的，因为你意识到了自己的经历并会保护他，你可以在学校为孩子做一个倡导者，并可以帮助改变学校环境，同时帮助孩子学会应对。如果为了减少自己的焦虑，你让孩子在幼年就离开学校，而选择家庭教育，可能会严重限制孩子学习、社交和克服焦虑的能力。

总结

　　回避焦虑会让焦虑持续。逐级暴露法是一种有循证依据的方法，通过循序渐进的方式帮助儿童面对引发焦虑的情境。逐级暴露法适用于正常发育儿童和 ASD 儿童。然而，ASD 儿童可能需要对逐级暴露法进行特定的调整，以适应他们的 ASD 差异和需求。

创建暴露阶梯概述

　　在创建和使用暴露阶梯时有几个步骤。首先，为孩子设定一个现实的最终目标，然后把这个目标分解成更小的目标或步骤。接下来，从最不容易引发焦虑到最容易引发焦虑，按顺序排列这些步骤。最后，孩子从最简单的步骤开始，按顺序完成每一步。让你的孩子练习每一步，直到他对这一步的焦虑明显减少。一旦孩子的焦虑明显减少，他对完成某一步骤感到很舒服，就可以进入下一步骤。每次孩子成功地练习一步，他就会因为可以应对他的恐惧而得到奖励。

第一步：选择暴露阶梯的最终目标

　　逐级暴露本质上是为了帮助你的孩子接近而不是回避她的恐惧。因此，为了帮助选择一个合适的暴露阶梯目标，想一下孩子既害怕又会回避的情况或任务。对于你的第一个暴露阶梯，选择一个显著影响孩子和 / 或家人日常生活的恐惧，但不是孩子最大的恐惧。我们希望你的孩子有最大的成功机会，所以选择一个较小的恐惧可以帮助她参与这个过程，并提高她成功完成暴露阶梯的机会。如果你的孩子有好几种恐惧，你可以在未来的某个时间为每个恐惧创建一个单独的暴露阶梯。然而，为了让孩子获得最好的成功机会，不要试图同时处理一个以上的暴露阶梯。

　　你应该记得，在第一阶段我们讨论过为《趣味情绪体验活动》设置 SMART（具体的、可测量的、可实现的、现实的和有时间限制的）目标。这也适用于暴露阶梯的目标设置。一个有用的 SMART 目标的例子是"鲍鲍对没有妈妈的情况不会感到那么担心，晚上可以由奶奶照顾他三个小时。"这个目标是具体的、可测量的、可实现的、现实的和有时限的。父母想看到孩子做什么是很清楚的。对于一个 4～6 岁的 ASD 孩子来说，这也是一个现实的和可实现的目标。

一个没有帮助的目标例子是"鲍鲍不会担心我们日常生活的改变"。这个目标是宽泛的，是不具体的，也没有时间限制的，而且还不清楚父母希望看到的行为是什么。这个目标也是不现实的，因为 ASD 孩子对于变化多少会有某种程度的焦虑。一个更好的目标可能是"五天中有四天，鲍鲍能够应对日常家庭生活的一个变化而不会崩溃。"

在第四阶段的其余部分，我们将提供两个例子来帮助说明制作暴露阶梯所涉及的步骤。其中一个步骤将涉及到一种情境，而另一个例子将涉及到一项任务。

- 目标 1：诺亚将与他的弟弟和我一起去超市购物（大约 30 分钟）。
- 目标 2：苏珊将在全班同学面前完成一个两分钟的"表演或讲故事"。

写下你孩子的暴露阶梯目标：

_____

_____

_____

_____

_____

_____

_____

重要提示

回顾 88 页的《活动：我的孩子回避的情况或任务》，帮助你找到你的孩子害怕和回避的情况、物体或任务。

第二步：把目标分解成更小的步骤

创建暴露阶梯的下一步骤是将最终目标分解为一系列小的步骤或目标。尽可能多地想一些与孩子的目标相关的小步骤，并将它们列在下面的表格中。不同的目标会涉及不同数量的步骤，但应该总是有足够的步骤，为你的孩子提供足够的机会来练习和加强他们的应对技能。通常情况下，5 ~ 15步的"暴露阶梯"对于大多数目标来说都是合适的。这些步骤在难度上也要进行排序，包括你的孩子"有点焦虑"（即，焦虑程度较低），"焦虑"（即，焦虑程度适中）和"非常焦虑"（即，高度的焦虑）。

这些步骤需要解决"谁"、"什么"、"何时"、"哪里"和"如何"的问题：
- 谁会在那里
- 孩子会做什么
- 她什么时候会做这件事
- 她会在哪里做
- 她会做多久

情境示例 目标：诺亚将在周三下午与我和他的弟弟一起去超市购物	任务示例 目标：苏珊在全班同学面前完成一个两分钟的"表演和讲故事"
步骤： • 坐在购物中心外的车里 • 在购物中心里，靠近入口 • 在购物中心里，超市附近 • 坐在购物中心外的长凳上 • 超市内（不购买物品） • 超市内（购买商品并结账） • 与弟弟在超市内（购买物品） • 与弟弟在超市内（不购买物品）	步骤： • 当老师给另一个孩子读剧本时，苏珊拿着写有"剧本情节"的视觉提示板 • 当老师给三个苏珊喜欢的同学读剧本时，苏珊拿着视觉提示板 • 当老师给三个苏珊不喜欢的同学读剧本时，苏珊拿着提示板 • 当老师给班上一半的同学读剧本时，苏珊拿着视觉提示板 • 当老师给全班同学读剧本时，苏珊拿着视觉提示板 • 苏珊给另一个孩子讲"剧本情节"的三个要点 • 苏珊给三个她喜欢的同学讲"剧本情节" • 苏珊给三个她不喜欢的同学讲"剧本情节" • 苏珊给班上一半的同学讲"剧本情节" • 苏珊给全班同学讲"剧本情节"

活动：我的孩子的暴露阶梯步骤

把孩子的"暴露阶梯"目标分解成更小的步骤。在这个阶段这些步骤不一定按顺序进行。

重要提示

记住，这些步骤必须是具体的，就像总体目标一样，它们需要包括"谁"、"什么"、"何时"、"何处"和"如何"等问题。

为我的孩子设置的暴露阶梯步骤

第三步：列出孩子完成每一步所需要掌握的技能

　　现在你已经为孩子"暴露阶梯"制定了许多小步骤，此时考虑孩子完成每一个步骤所需要的技能是很重要的。这将取决于你的目标是什么；当然有些目标可能不需要任何额外的技能（除了焦虑管理以外）。一旦确定了这些步骤的必要技能，确保你和孩子通过角色扮演和排练练习这些技能。在孩子完成这个步骤之前，掌握每一项技能是很重要的。

　　情境示例

目标：诺亚将在周三下午和我及他的弟弟一起去超市购物	
步骤	技能
坐在车里	无
在购物中心里，靠近入口	• 拉着我的手 • 走在我旁边 • 和我在一起 • 不在里面大喊大叫
在购物中心里，超市附近	• 同上所述
坐在购物中心外的长凳上	• 同上所述
在超市里面（不购买物品）	• 同上所述 以及 • 不把东西从架子上拿下来
在超市里面（购买商品并结账）	• 同上所述 以及 • 走在推车旁边 • 待在推车旁边 • 在购买的商品被扫描、打包和付款的时候等待
与弟弟在超市内（购买物品）	• 同上所述
与弟弟在超市内（不购买物品）	• 同上所述

任务示例

目标：苏珊在全班面前完成一个两分钟的"表演或讲故事"	
步骤	技能
在老师给另一个孩子读剧本时，苏珊拿着写有剧本情节的视觉提示板	• 站着不动 • 拿着视觉提示板
当老师给三个苏珊喜欢的同学读剧本时，苏珊拿着视觉提示板	• 同上所述
当老师给三个苏珊不喜欢的同学读剧本时，苏珊拿着视觉提示板	• 同上所述
当老师给班上一半的同学读剧本时，苏珊拿着视觉提示板	• 同上所述
当老师给全班同学读剧本时，苏珊拿着视觉提示板	• 同上所述
苏珊给另一个孩子讲剧本情节（三点内容）	• 用适当的音量说话 • 站着不动 • 面对另一个孩子 • 看着其他孩子 • 记住要说的三点 • 接受老师关于剧本要点的提示
苏珊给三个她喜欢的同学讲剧本情节	• 同上所述
苏珊给三个她不喜欢的同学讲剧本情节	• 同上所述
苏珊给班上一半的同学讲剧本情节	• 同上所述
苏珊给全班同学讲剧本情节	• 同上所述

活动：我的孩子完成每一步所需要的技能

写下你的孩子完成"暴露阶梯"每一步所需要的技能。

步骤	所需技能

第四步：列出孩子完成"暴露阶梯"所需要的"环境工具"

正如我们上面讨论的，因为你的孩子有孤独症谱系障碍，你可能需要通过"环境工具"来改变孩子"暴露阶梯"中的一些情况。"环境工具"包括：

- ✓　"沟通工具"
- ✓　"感觉工具"
- ✓　"常规和过渡工具"
- ✓　"转换工具"

情境示例

目标：诺亚将在周三下午和我及他的弟弟一起去超市购物	
步骤	所需要的环境工具
坐在车里	感觉工具 • 一周或一天中超市比较安静的时间（例如，周中的上课时间） • 太阳镜 • 降噪耳机 • 口罩或帽子
在购物中心里面，靠近入口	
在购物中心里面，超市附近	
坐在购物中心外的长凳上	转换工具 • 社交故事™
在超市里（不购买物品）	
在超市里（购买商品并结账）	
与弟弟在超市里（购买物品）	
与弟弟在超市里（不购买物品）	

任务示例

目标：苏珊在全班面前完成一个两分钟的"表演或讲故事"	
步骤	**所需要的环境工具和家长工具**
在老师给另一个孩子读剧本时，苏珊拿着写有剧本情节的视觉提示板	**沟通工具** • 少一些文字和指令
当老师给三个苏珊喜欢的同学读剧本时，苏珊拿着视觉提示板	**常规工具** • 剧本情节何时会发生的视觉提示板
当老师给三个苏珊不喜欢的同学读剧本时，苏珊拿着提示板	**感觉工具** • 安静的房间
当老师给班上一半的同学读剧本时，苏珊拿着视觉提示板	
当老师给全班同学读剧本时，苏珊拿着视觉提示板	
苏珊给另一个孩子讲剧本情节（三个要点）	
苏珊给三个她喜欢的同学讲剧本情节	
苏珊给三个她不喜欢的同学讲剧本情节	
苏珊给班上一半的同学讲剧本情节	
苏珊给全班同学讲剧本情节	

活动：我的孩子完成"暴露阶梯"所需要的"环境工具"

写下你的孩子完成每个暴露阶梯步骤所需要的"环境工具"。

目标：＿＿＿＿＿＿＿＿＿＿＿＿＿＿＿＿＿＿＿＿＿＿＿＿＿＿＿＿＿＿	
步骤	所需要的"环境工具"

第五步：按难度顺序排列步骤

现在我们已经创建了一个步骤列表和完成每个步骤所需的相应技能，然后按照难度的顺序来安排这些步骤。为了准确评估难度，我们将使用焦虑 / 困难温度计，评分为 0 ～ 10，其中 0 表示没有焦虑和困难，10 表示极度焦虑和困难。将这些步骤按难度的顺序放在焦虑 / 困难温度计旁边，从最简单的步骤开始，逐渐增加到最难的步骤。第一步应该是你的孩子已经会做或几乎会做的事情。

一旦你把步骤整理好了，确保这些步骤之间没有很大的差距是很重要的。如果两个步骤之间有很大的差距，则需要再添加另一个步骤。

焦虑温度计

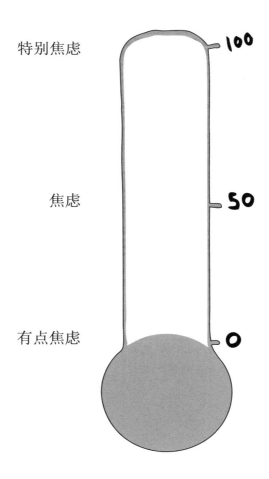

情境示例

焦虑 / 困难评分（1 ~ 10）	步骤
9	和弟弟在超市里（购买物品）
8	和弟弟在超市里（不购买物品）
7	在超市里面（购买商品并结账）
5	在超市里面（不购买物品）
4	在购物中心里面，超市附近
3	在购物中心里面，靠近入口
3	坐在购物中心外的长凳上
2	坐在车里

任务示例

焦虑 / 困难评分（1 ~ 10）	步骤
10	苏珊给全班同学讲剧本情节
9	当老师给全班同学读剧本的时候，苏珊拿着视觉提示板
8	苏珊给班上一半的同学讲剧本情节
7	当老师给全班一半的同学读剧本的时候，苏珊拿着视觉提示板
6	苏珊给三个她不喜欢的同学讲剧本情节
6	当老师给三个苏珊不喜欢的同学读剧本时，苏珊拿着视觉提示板
4	苏珊给她三个喜欢的同学讲剧本情节
3	当老师给三个苏珊喜欢的同学读剧本时，苏珊拿着视觉提示板
3	苏珊给另一个孩子讲剧本的三个要点
2	当老师给另一个孩子读剧本时，苏珊拿着视觉提示板

第六步：奖励

正如我们在第三阶段所讨论的，奖励在激励孩子和改变他们的行为方面是非常有效的。年幼的孩子完成"暴露阶梯"步骤的内在动机较低，因为他们很难理解面对他们的焦虑和练习勇敢的行为将如何使他们长期受益。因此，如果他们能获得有形的即时奖励，他们就更有可能练习"暴露阶梯"步骤。

一旦你确定了"暴露阶梯"的步骤，你需要为孩子制作一个奖励表。因为孩子可能会发现很难理解"暴露阶梯"上循序渐进的概念，或者当她达到更高的步骤时她将更能够应对，所以你一次只向她呈现一个步骤是很重要的。

为了给孩子制作奖励表，并将其与"暴露阶梯"联系起来，你可以对孩子这样说：

> 我们要制作一个奖励表来奖励勇敢的行为。这周我们将进行练习（难易等级表中的第一步）。每次我们练习（难易等级表中的第一步），你都会得到（奖励）。

或

> 我们要做一个奖励表来奖励勇敢的行为。这周我们要进行练习（难易等级表中的第一步）。每次我们练习（难易等级表中的第一步），你都会得到一张贴纸，可以贴到奖励表中。一旦你得到了 __ 张贴纸，你就会得到（奖励）。

记住，奖励不需要很大或很昂贵，它们可以是你的孩子喜欢的任何东西。最重要的是要记住，即时的奖励是最有效的。因此，奖励应该是你能够轻松获得或随手可得的东西；否则，你可能没有时间给孩子奖励。

同样重要的是，奖励要与孩子每一步的困难程度相匹配。对于更简单的步骤，孩子可能会获得贴纸或代币，然后她可以兑换成奖励。然而，对于更困难的步骤，每次孩子努力完成这一步时，就需要立即给予奖励。

奖励示例

完成简单步骤的奖励	完成困难步骤的奖励
一小块巧克力或其他食物	一个价值 5 英镑的超人小雕像
睡觉前再讲一个故事	在水上公园或海滩玩一天
印有孩子喜欢的人物的贴纸 / 邮票	一个新的游戏机
周末去公园的一次短途旅行	参加家庭野餐
一个小玩具、小饰品、钢笔或笔记本	按摩
多看 15 分钟喜欢的电视节目或玩 iPad 游戏	参加一小时特别喜欢的活动
与妈妈或爸爸玩纸牌游戏（或其他游戏）	

活动：奖励我的孩子

写下不同的奖励，帮助激励你的孩子完成他的"暴露阶梯"步骤。

完成简单步骤的奖励	完成困难步骤的奖励

总结

在创建和使用"暴露阶梯"时，会涉及到几个步骤：

- ✓ 选择一个 SMART 目标。
- ✓ 列出一些小步骤。
- ✓ 确定孩子完成每一步所需要的技能。
- ✓ 确定孩子完成每一步所需要的环境改变。
- ✓ 将这些步骤按难易程度排序。
- ✓ 与孩子协商奖励。

攀登"暴露阶梯"

　　既然你已经有了一个逐步帮助孩子面对他的恐惧的计划，是时候考虑实施这个计划了。记住，逐级暴露法可以通过告诉孩子以下几点来减少孩子的焦虑：

- 他们的恐惧要么只是在他们的想象中的（例如，怪物），要么是可以忍受的（例如，生病），要么是不太可能发生的（例如，父母永远不会回来）
- 他们可以应对自己的焦虑
- 如果他们在一个环境中待的时间足够长，或者如果他们参与一个特定任务的时间足够长，他们的焦虑就会减少。

　　为了完成这个练习，你的孩子需要待在一个情境中，直到他们在完成"暴露阶梯"步骤时的焦虑明显减少（这通常需要 20 ~ 30 分钟）。然后他们需要重复这一步骤，直到他们完成这个步骤（即，进入这种情境）时的焦虑消失或变得非常少。

　　或者，如果你的孩子害怕一个任务（而不是一个他们可以待的情境），他们需要重复完成他们的"暴露阶梯"步骤（即，部分任务），直到他们在完成这部分任务时没有焦虑或只有非常轻微的焦虑。

　　因此，孩子完成一个步骤所需要的次数是不固定的，直到他们的焦虑显著减少。此外，孩子完成一个步骤的频率也没有固定的规定，因为有些步骤可以每天完成（例如，和老师打招呼），但其他步骤只能每隔几天或每周完成一次（例如，和奶奶住在一起）。但是，建议尽可能频繁地完成步骤，以帮助孩子巩固练习，更快地进步。同样的，如果一个步骤只能在几周或更短的时间内完成（例如，去听音乐会），并且它可能与影响孩子日常生活的恐惧无关，就不适合使用"逐级暴露法"。"环境工具"、"家长工具"和"情感工具箱"中的其他工具也可以用于这些情况。

　　为了有效地完成"暴露阶梯"，在完成每个步骤之前、期间和之后，有一些要点需要记住。

（一）在你完成"暴露阶梯"步骤之前

确保你自己、你的孩子已做好准备，并对环境也进行了适当改变：

- 你已经为你的孩子制作了一个奖励表。
- 一旦孩子完成了步骤，你就可以给他们奖励了。
- 你已经向孩子解释了奖励表和"暴露阶梯"的步骤。
- 你的孩子知道他应该做些什么才能得到奖励。
- 通过排练和角色扮演，你的孩子已经掌握了完成这个步骤所需的技能。
- 已经做出必要的环境改变。
- 焦虑温度计已经准备好了，可以在暴露的步骤中评估孩子的焦虑。
- 你知道将用哪些情绪管理策略来让自己保持冷静。

（二）在完成步骤期间

通过以下步骤完成"暴露阶梯"：

- 通过观察孩子并让他在焦虑温度计上给自己打分来监测他的焦虑程度。记住，一开始你会看到他的焦虑程度在增加；然而，焦虑随后便会减少。
- 鼓励你的孩子待在这种情境下（如果相关的话），直到他不再表现出焦虑的迹象。这可能并不总是可行的，但是他的焦虑必须在他离开这个情境之前至少减少一半（否则，他是通过逃避来回避这个情境，从而增加了他的焦虑）。

或者：

- 鼓励你的孩子去完成这个任务。
- 如果需要，提示你的孩子使用他的"情感工具箱"策略（在后面的阶段讨论）。
- 用表扬来鼓励孩子待在这种情境下，并使用情绪管理策略（例如，"你待在这里很勇敢！深呼吸做得很好"）。
- 使用自己的情绪管理策略来保持冷静。

（三）完成步骤之后

完成"暴露阶梯"步骤之后，记住以下几点很重要：

- 立即给孩子大量的表扬和奖励。孩子每次努力完成一个步骤时，她都应该得到一个奖励。步骤永远不会完美，但没关系；如果你的孩子已经尽了最大努力去尝试，也要给她奖励。

- 有时你会尝试一个步骤，但事情不会按计划进行。如果发生这种情况，你和你的孩子应该关注她做得好的方面。在这些情况下，你的孩子仍然应该因为她做得的好的地方而得到表扬和奖励。你的孩子可能得不到你之前答应的奖励，但可以表扬或奖励她更小的东西。

- 记住要记录孩子的练习和她的焦虑水平，这样你就可以跟踪她的进步。最好在孩子完成一个步骤后立即这样做。

总结

在计划和实施"暴露阶梯"时，必须记住的要点包括：

✓ 孩子需要待在一个情境下，直到她完成暴露阶梯步骤时焦虑明显减少（这通常需要 20 ~ 30 分钟）。

✓ 如果孩子害怕一项任务（而不是一个情境），她需要重复完成她的"暴露阶梯"的步骤（即，任务的一部分），直到她在完成这部分任务时没有或只有非常少的焦虑。

✓ 继续练习每一步，直到孩子对这一步没有或只有非常少的焦虑。

✓ 确保你的孩子能理解你对她的期望和她可以得到的奖励是什么。

✓ 在整个步骤中使用焦虑温度计监测孩子的焦虑程度。

✓ 在孩子完成一个步骤后立即奖励她。

第四阶段周计划

与我的孩子一起创建和实施"暴露阶梯"。

行动

按照以下步骤创建暴露阶梯：

计划：为你的孩子创建一个暴露阶梯

☐ 选择一个 SMART 的目标。

☐ 列出一些小步骤。

☐ 确定你的孩子完成每一步所需要的技能。

☐ 确定你的孩子完成每一步所需要的环境改变。

☐ 将这些步骤按难度顺序排列。

☐ 与孩子协商奖励。

我的孩子的"暴露阶梯"

步骤		困难 / 焦虑水平	所需的技能 / 所需环境改变	奖励
1				
2				
3				
4				
5				
6				
7				
8				
9				

第五阶段
快乐

第五阶段概述

《趣味情绪体验活动》第五阶段的第一个目的是帮助你理解 ASD 儿童经历高水平焦虑的更多原因，以及为什么这种焦虑不会随着时间的推移而减少。在第五阶段，你还将开始学习我们开发的工具箱，即"情绪工具箱"。"情绪工具箱"包括许多优秀的工具，可以帮助你的孩子一生。在这个阶段，我们从"意识工具"开始。"意识工具"是一种活动和策略，你可以用来教孩子了解她的情绪。本周，你将学习如何使用"意识工具"来教你的孩子了解关于快乐的情绪。

在第五阶段，你将了解到：

✓ ASD 儿童感到焦虑的更多原因。

✓ 减少焦虑的"情绪工具箱"的概念。

✓ 什么是"意识工具"，以及如何使用它们。

✓ 如何使用活动手册和孩子一起开始《趣味情绪体验活动》，包括为你和你的孩子创造有趣和成功的经验的技巧。

✓ 教孩子发现快乐的"意识工具"的活动，包括：
  – 快乐和感受到快乐的不同强度
  – 别人的观点、想法和感受
  – 如何识别他人的快乐
  – 如何识别表明我们很快乐的身体内部信号。

✓ 周计划。

你需要：

- ✓ 第四阶段的监控表。
- ✓ "快乐的蜜露亨利"，一个制作好并涂了色的玩偶，或从商店购买的蜜露玩偶。
- ✓ 剪刀和胶水。
- ✓ 彩色铅笔或钢笔。
- ✓ 面部表情愉快的人的书、杂志或照片。
- ✓ 快乐活动手册。
- ✓ 这本书。

第四阶段周计划回顾

在第四阶段，你开始创建一个暴露阶梯，帮助孩子通过小的、可管理的步骤逐渐面对他们的恐惧。你还绞尽脑汁想出奖励来激励孩子完成阶梯上的每一步。上周，在周计划中，我们要求你完成创建这个暴露阶梯，并准备开始使用它所需的所有材料。

想想你创建的暴露阶梯，你是否已开始练习这个阶梯第一步所需要的一切？你做了什么准备？

_____

_____

_____

_____

_____

_____

_____

你还需要准备什么来开始练习暴露阶梯的第一步？例如，你还需要安排奖励或者环境工具吗？或者你需要与孩子进行角色扮演吗？

_____

_____

_____

_____

_____

_____

_____

_____

恭喜你完成了第四阶段，并反思了你的学习！你正在朝着目标前进！

ASD 儿童经历高水平焦虑的更多原因

让我们来看看为什么焦虑会成为 ASD 儿童的问题并一直存在的一些最终原因。

难以理解和表达情感

ASD 儿童往往难以识别、解释和表达自己的情绪。难以理解和表达情绪的儿童可能会：

- 很难识别自己的情绪，除非它处于极端或非常高的水平。
- 很难将自己和自己的情绪分离，因此可能无法控制自己的情绪。
- 无法细致而精确地表达情绪——例如，当他们真的感到高度焦虑时，他们可能只会说"我感觉不舒服"或"我不喜欢"。
- 对于当下的情况，反应过于"夸张"或"太大"。

　　由于 ASD 儿童在识别、解释和表达情绪方面存在上述困难，他们往往不会尝试调节情绪或寻求帮助来调节情绪，直到这些情绪达到非常高的水平。然而，对于一个正在经历高度焦虑情绪的孩子来说，很难让自己冷静下来。因此，ASD 儿童经常感到他们的情绪无法控制，他们试图控制自己的情绪的尝试通常也不会成功。同样，正如你可能经历过的那样，很难帮助这种状态下的孩子冷静下来。因此，ASD 儿童常常错过学习有效的情绪调节技能的机会，并且认为别人试图让他们使用情绪调节技巧的做法毫无帮助。此外，即使情绪调节策略在某种程度上能有效地让孩子平静下来，但由于孩子①不易识别情绪的变化，②认为自己的情绪不受自己控制，③认为情绪调节策略没有帮助，他可能无法了解情绪调节策略和感觉平静之间的联系。

情绪工具箱　

　　儿童"情绪工具箱"包含了 ASD 儿童可以在父母或其他成年人的帮助下使用的工具，以减少焦虑。"情绪工具箱"里有六个工具：
- ✓　"意识工具"
- ✓　"快乐工具"
- ✓　"思维工具"
- ✓　"放松工具"
- ✓　"物理工具"
- ✓　"社交工具"

　　《趣味情绪体验活动》的最后六个阶段（第 5 ~ 10 阶段）侧重于提高孩子对情绪的理解和使用"意识工具"正确识别情绪的能力。第 5 ~ 10 阶段还侧重于提高孩子使用"快乐工具"、"思维工具"、"放松工具"、"物理工具"和"社交工具"管理焦虑情绪的能力。

　　在每个阶段，你将学习可以用来教孩子的有关每种工具的活动，以及如何更好地练习这些工具，示范使用这些工具，最后，帮助你的孩子在她焦虑时使用工具。

意识工具

"意识工具"包括一系列的活动，要定期与孩子一起完成，以提高他对情绪的理解和正确识别情绪的能力。"情绪工具箱"中的每个工具都可以帮助你的孩子减少焦虑，但这些工具在你的孩子经历高度或极端的焦虑之前最有效。因此，你的孩子必须首先学习：

- 如何识别他何时正在经历一种情绪
- 如何识别他正在经历的情绪的强度
- 如何区分不同的情绪
- 何时使用"情绪工具箱"中的每个工具："快乐工具"、"思维工具"、"放松工具"、"物理工具"和"社交工具"

我们使用"意识工具"来实现这种学习。在第 5 ~ 10 阶段的每一个阶段，我们都为你提供了一本活动手册，供你与孩子一起完成。每本手册都包括你可以用来教孩子关于情绪的活动：

- 快乐
- 悲伤
- 焦虑
- 放松
- 愤怒
- 喜爱

为了帮助你学习，我们还为你提供了一套可以剪裁和涂色的手偶。这些为情绪增添了个性，反过来又使孩子更容易理解这种情绪。一套玩偶包有六个玩偶：

- 快乐的蜜瓜亨利
- 悲伤的草莓莎莉
- 焦虑的西瓜旺达
- 放松的树莓瑞安
- 愤怒的苹果艾伦
- 有爱的柠檬露露

在接下来的六个阶段，你将学习如何与你的孩子一起完成每个活动手册中所包含的活动。还有一些建议可以让每项活动成为你和孩子成功和有趣的体验。每个活动手册都关注一种情绪，并包含了"意识工具"，旨在：
- 介绍一种情绪，并与相应的玩偶见面
- 用情绪温度计来探索不同程度的情绪
- 理解不同的人是如何体验这种情绪的
- 理解与情绪相关的身体信号
- 识别他人的情绪

除了"意识工具"之外，第5～10个阶段还包括教你的孩子如何使用其他调节情绪的"情绪工具"（即，"快乐工具"，"思维工具"，"放松工具"，"物理工具"和"社交工具"）。

成功完成活动手册

大多数家长表示，他们和孩子都喜欢一起完成手册；然而，与任何活动一样，在完成手册的过程中也会出现挑战。以下是使用活动手册时应注意的一些要点：
- ✓ 在孩子安静下来的时候（最好在早上）完成手册。
- ✓ 在你们都感到平静的时候完成手册。
- ✓ 选择一个干扰最小的地方来完成手册。
- ✓ 活动应该简短——一次只花2～10分钟参加一项活动。
- ✓ 蹲下来，和孩子保持同样的高度。
- ✓ 保持好奇和开放的态度。
- ✓ 表扬孩子的任何尝试（例如："我喜欢你刚才说的话！"，"你很擅长这个！"，"这回答得真聪明！"，"你在教我哦！"，"我玩得很开心！"，"和你在一起很有趣！"）。
- ✓ 用一种轻松的方式让活动变得有趣。
- ✓ 当孩子表现出疲劳或他们已经表现出玩够了的迹象时，就要停止活动。
- ✓ 如果你的孩子拒绝参加这些活动，请考虑制作一个奖励系统。

介绍快乐的蜜瓜亨利

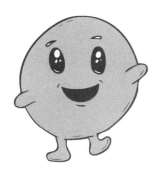

我们将从"快乐的蜜瓜亨利"开始学习情绪。快乐是一种应该先教的重要的情绪，因为有些孩子在讨论焦虑或愤怒时可能会感到威胁，而大多数孩子不会因为讨论快乐而感到威胁。讨论什么能让你的孩子快乐，对于你们俩而言是一种强化的经验。

以下的信息和活动旨在为你教孩子关于快乐这种情绪做好准备。

"快乐的蜜瓜亨利"是用来给孩子介绍快乐的角色。正如我们之前提到的，角色或玩偶有助于吸引孩子，让情绪更容易理解。在附录 B 中有一个可以剪裁和涂色的"快乐的蜜瓜亨利"手偶。在"快乐活动手册"的第一页，有一张"快乐亨利"的照片和一小段介绍自己的文字。该段内容如下：

> 你好，我是快乐的蜜瓜亨利，我感到很快乐。
> 当我快乐的时候，我的眼睛会发光，嘴巴会露出一个大大的微笑，有时候我还会笑出声。快乐让我内心感觉非常好，我的身体感到灵活而充满能量！当我和我的朋友一起玩耍时，我感到很快乐，和我喜欢的玩具玩儿也是如此。当我喝我最喜欢的酸奶时也会感到快乐，在海边散步也是如此，因为这么做很有趣！我喜欢快乐的感觉。看到我快乐的样子，别人也会感到快乐！

如果你的孩子会用剪刀和彩色铅笔，就和他一起剪出"快乐的亨利"并给它涂上颜色。如果这项任务会让孩子感到沮丧，或者他不喜欢这样，那就在你介绍"快乐的亨利"之前，把"快乐的亨利"剪下来并涂上颜色。或者，使用商店里买的蜜瓜玩偶。

接下来，给孩子读"快乐的亨利"的介绍，用手偶来表演。这个过程要发挥创意。给"快乐的亨利"配上快乐的声音，比较一下让亨利开心的事情和让你和孩子开心的事情。让你的孩子也参与进来，鼓励他为"快乐的亨利"配音，并思考让孩子快乐的活动和想法。鼓励孩子问"快乐的亨利"是什么让它快乐，并扮演"快乐的亨利"，问孩子什么可以让他感到快乐。

重要提示

记得要和孩子的想法相匹配。如果你的孩子想让"快乐的亨利"变得傻傻的，那就变傻吧！孩子们都爱犯傻，尤其喜欢大人犯傻。但如果你的孩子想让"快乐的亨利"严肃点，那就严肃点。我们也可以同时表现出既快乐又严肃的样子。

介绍情绪工具箱

下一个活动是扮演"快乐的亨利"来介绍"情绪工具箱"。在你的活动手册里有一张快乐亨利的照片，上面写着：

就像人们需要工具去修好坏掉的玩具和滴水的水龙头一样，我们也需要工具来处理一些情绪，比如特别生气、悲伤或是焦虑。我已经告诉你了一部分我会用到的快乐工具，比如在沙滩上玩，和我喜欢的玩具玩耍。快乐工具是那些会让你感到快乐的东西。我也很想知道你的快乐工具是什么哦！

向你的孩子展示这一页，并阅读对话框中的文本。和你的孩子一起探索工具箱的想法。看看他们知道什么工具——例如，锤子，画笔，钻头。接下来，告诉孩子，通过探索他们拥有的处理困难情绪的最佳工具，他们会玩得很开心。

翻到手册的下一页。在这一页快乐的亨利描述了"情绪工具箱"和"意识工具"。给孩子阅读文本框中的文字，并讨论一下这意味着什么。你的孩子可能会有很多问题。

常规的工具箱里有很多种工具。在你的情绪工具箱中也有很多种工具。其中最重要的一种工具叫做"意识工具"。"意识到"就意味着你已经"知道"了。你的意识工具包括知道你有哪些情绪，知道这些情绪看起来像什么以及给你的感觉如何，甚至知道你有哪些工具可以帮助自己！意识工具是我们最强大的工具之———它们就像是工具箱中的电动工具，比如电钻。要处理一种情绪，你必须知道它的存在！因为你无法使用一个自己都不知道自己拥有的工具！掌握相关的知识后你会变得非常强大。我们将一起逐步学习如何更有效地调节自己、自己的情绪，并更有效地使用已有的工具。

用情绪温度计来探索快乐

你将使用一个温度计来说明情绪在不同的时间可以有不同的水平。我们都会经历低水平的情绪，如恼火（一种低水平的愤怒感觉）或高兴（一种低水平的快乐感觉），以及高水平的情绪，如愤怒（一种高水平的愤怒感觉）或欣喜若狂（一种高水平的快乐感觉）。用情绪温度计对情绪进行评分，有助于孩子们理解情绪有不同的强度，并学会识别自己不同的情绪水平。

在《趣味情绪体验活动手册》的第 5 页，有一张快乐温度计的图片，上面有"有点快乐"、"快乐"和"特别快乐"三种水平。在这之后，有三页分别代表"有点快乐"、"快乐"和"特别快乐"。在活动手册的第 6 页还配有一些活动和经历的图片，这些活动和经历往往会让孩子们产生快乐的感觉，可以剪下来粘在快乐温度计上。

你扮演成"快乐的亨利"告诉你的孩子，亨利想知道更多关于他的快乐，包括他什么时候感到"有点快乐"、"快乐"和"特别快乐"。扮演"快乐的亨利"问你的孩子，照片中建议的每一个活动和经历让他感觉有多快乐？然后帮助孩子剪下快乐的图片，并把它们粘到相应的快乐水平上。在孩子粘上快乐的图片上之后，鼓励他在快乐温度计的相应部分写出或画出更多他感到快乐的活动和经历。在整个活动过程中，也要和孩子讨论是什么能让你感到"有点快乐"、"快乐"和"特别快乐"。

活动：为快乐温度计活动做准备

首先，记下你自己的想法，你认为什么可以让你的孩子感到"有点快乐"、"快乐"和"特别快乐"。可分为以下几类：

- 活动
- 感觉体验（例如，某些声音、气味、味道、颜色或其他视觉体验、触觉感觉）
- 经历
- 记忆
- 书籍、电影和游戏
- 表扬
- 场所
- 人物

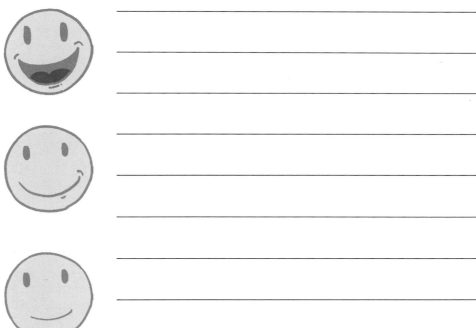

接下来，写下你自己的想法，什么可以让你分别产生三个层次的快乐，并思考一下你想和孩子分享什么。

从互联网、杂志和你自己的照片中收集让孩子感到快乐的活动、记忆、游戏和经历的照片。

现在你已经准备好让你的孩子参与到这个活动中来了。给他看你收集到的代表不同水平的快乐的图片，帮助他确定哪些图片中的活动和经历能让他感到快乐。他可以从杂志上剪下一些照片，或者选择你乐意让他使用的图片和照片。帮他把选择的照片贴在快乐活动手册上，对应不同的快乐水平——即"有点快乐"、"快乐"和"特别快乐"。

通过"我们都是不同的"的活动探索别人的视角

孩子活动手册上的下一个活动叫做"我们都是不同的"。我们知道，ASD儿童的心理活动无法用常规的心理理论来解释——也就是说，他们经常很难理解其他人有与他们自己不同的想法、感觉、欲望和信仰。"我们都是不同的"活动旨在帮助你的孩子了解，有时其他人的想法和感受与他相同，但有时其他人的想法和感觉与他不同。

在《趣味情绪体验活动手册》的第 10 页，你或你的孩子可以写下：
- 一件让你和孩子快乐的事
- 一件让孩子快乐，但却不能让你快乐的事
- 一件让你快乐，却不能让孩子快乐的事

和孩子一起阅读这些问题，讨论可能的答案，然后把这些答案写在手册上。

活动：为"我们都是不同的"活动做准备

在"我们都是不同的"活动中，为可能的答案准备一些建议是有帮助的。

什么事情能让你和孩子快乐？

_____

_____

什么事情能让孩子快乐，却不能让你快乐？

_____

_____

什么事情能让你快乐，却不能让孩子快乐？

<hr>

<hr>

重要提示

　　记住，当你和孩子讨论这个问题时，基本上没有错误的答案。这个想法是为了确认并接受我们都是不同的。然而，有一小部分答案是不能接受的。这种不可接受的回答的一个例子是反社会的回答——例如，殴打或伤害他人。如果你的孩子给出了这样的答案，这可能是他对那个人有潜在的愤怒，或有对人们普遍的愤怒。要告诉孩子：有时我们对别人感到愤怒，想要伤害他们，但这些感觉通常会过去；如果我们在生气时伤害了别人，我们会感到非常不开心。这样与孩子讨论对他是有帮助的。继续讨论其他能带来快乐的想法和经历。在讨论中让玩偶"快乐的亨利"也加入会很有帮助，特别是如果你的孩子很喜欢和"快乐的亨利"说话。

通过"面孔先生"的活动学会识别他人的快乐

　　"面孔先生"的活动旨在提高你的孩子对快乐的面部表情的理解和识别能力。ASD 儿童通常很难做出面部表情，也很难识别他人的面部表情，所以尽管这些活动看起来很基础，但对你的孩子来说，这可能是新的知识，是他开始思考和理解自己及他人的情绪的一个很好的基石。

　　在《趣味情绪体验活动手册》的第 11 页，有一张空白的面孔先生的图片。你还需要一些从网上和杂志上找来的快乐面孔的照片。向孩子展示他自己开心的照片或者他喜欢和爱的人开心时的照片可能会有帮助。

　　通过向你的孩子展示快乐面孔的照片，开始进行"面孔先生"的活动。让孩子指出是什么地方让这些脸看起来很快乐。他很可能会首先指出嘴巴，对这个正确答案要给予表扬。然后问他是否有其他方面让这张脸看起来很快乐。如果你的孩子没有指出眼睛，指出这些给他看。研究表明，ASD儿童往往不会通过看别人眼睛来了解对方可能有的想法或感受。因此，教会你的孩子注视别人的眼睛，将帮助他学习如何读懂别人，从而发展更协调的换位思考的技能。

你可以让孩子在你微笑的时候看着你的脸，猜猜你的眼睛是什么时候露出快乐的表情的，这样可以进一步加深孩子的学习理解。你也可以捂住嘴巴和鼻子，这样孩子只能看到你的眼睛，并让他猜测你的眼睛是什么时候露出快乐的表情的。当然，在这个练习中，一开始你必须保持眼睛的中立或空白情绪，直到到了某个特定的点，眼睛看起来才是开心的。

当你的孩子似乎真的明白快乐的脸是什么样子时，让他为你做一个笑脸。你也可以建议孩子对着镜子做笑脸，或者把他的笑脸拍成视频或照片。接下来，让他在活动手册上画一张笑脸。

通过"身体的快乐和精神的快乐"活动探索快乐的身体迹象

我们将使用引导想象来帮助你的孩子更好地理解和认识到他的快乐感受。所有的情绪，包括快乐，都能在身体中感到。因此，学习识别和解释情绪的生理迹象将提高你的孩子理解、识别和表达他的情绪的能力。我们建议你先自己做"身体的快乐和精神的快乐"的活动，当你开始感到快乐时，注意自己的身体感觉。能够体验到自己快乐的"感觉"会帮助你知道孩子在练习时要寻找什么。

在做"身体的快乐和精神的快乐"活动时，让你的孩子坐或躺在家里她最喜欢的地方，生动地想象他自己最喜欢的活动，或者能给他带来高度快乐的经历。一旦孩子深深地体验到想象中的快乐时光，让他去了解自己的身体，注意在他经历快乐的那一刻，他的身体里发生了什么。为了帮助你完成这项任务，我们在孩子的活动手册中加入了一个剧本，给孩子读出来，引导他想象快乐。

一些ASD孩子会发现这个练习很困难。他们可能不知道如何"了解"自己的身体感觉。换句话说，他们感知自身感觉的能力（例如，肌肉紧张，内心忐忑不安，能量的迸发）还没有发育成熟。有些ASD孩子虽然可能会察觉到自己的身体感觉，但发现很难用语言来解释这些感觉。我们的建议是给你的孩子时间去体验这种感受。最好的办法是让他 / 她在体验身体的同时继续想象快乐的时光，而不需要描述这些身体的感觉，直到想象练习之后才描述。如果你的孩子很难描述在他快乐的时候身体发生了什么，他 / 她可以稍后用形状或颜色来画出来。如果你自己完成了这个活动，你就可以分享自己快乐时身体的感觉。你的孩子可能会对以下正常发育儿童的描述做出很好的回应：

- 我感到兴奋，充满活力。
- 我感到很轻松，头脑兴奋。
- 光在我的身体里。
- 感觉精力充沛，上窜下跳，挥动我的胳膊或手。
- 在我的胳膊、腿、肚子上都有柔软的感觉。
- 我的身体感觉很好。
- 我的肚子感觉很暖和。

第五阶段周计划

本周周计划的第一个目标是开始使用"意识工具"来教孩子关于情绪，从快乐开始，包括快乐时他身体中的感觉，他经历的不同程度的快乐，如何识别脸上的快乐，如何理解让人们快乐的因素是不同的。在"我们都是不同的"活动之后，我们要求你开始注意你什么时候感到快乐，并与你的孩子分享这些感受，包括你如何注意到你身体里的快乐。

阶段 5 的第二个目标是执行你上周创建的暴露阶梯的第一步。

开始探索快乐和提高意识的行动

你的周计划包括与孩子一起准备、安排和完成以下活动：

1. 与"快乐的亨利"见面
2. 用"快乐温度计"探索不同程度的快乐
3. "我们都是不同的"
4. "面孔先生"
5. "身体的快乐和精神的快乐"

　　在周计划上，用铅笔填入本周与孩子一起完成《趣味情绪体验活动手册》里的活动（活动 1～5）的时间。记住，重要的是通过几个小的学习环节而不是一个长时间的学习环节来完成手册。然后，在接下来的一周，在这些安排的时间里，和孩子一起完成活动手册中的五项任务。

　　在一周中，注意你什么时候感到快乐。告诉你的孩子，你在这些时候感到快乐，以及你在温度计上的快乐水平。如果他当时不在，确保你晚些时候告诉他——比如，在晚餐聊天时或睡前给他讲故事时。当你描述什么让你感到快乐时，也要简单地描述你的身体在快乐时的感觉。告诉孩子我们的情绪感受是提高他们情商和帮助他们调节自己情绪的最好方法之一。

重要提示

　　要善待你自己和孩子。你可能从来没有和你的孩子完成过这样的事——你们都在尝试一些新的东西。尽你所能在脑海中为学习腾出空间，这意味着你们每个人都有了尝试—失败—尝试—成功—再尝试—失败—再尝试等等的可能性。

常见问题解答 – 探索快乐和提高意识

1. 如果我从来没有感到快乐呢？

　　解答：在我们的生活中，有时我们会觉得自己从未体验过快乐。即使有时我们记得过去的快乐时光，但这也会让我们感到悲伤，因为那些时光已经过去，我们觉得自己再也不会快乐了。如果这是你的经历，那么承认这一点并决定为此做些什么是非常重要的。这种思维是抑郁症的典型特征，而抑郁症在 ASD 患者的家庭成员中非常常见，因为 ASD 和抑郁症之间存在遗传联系。好消息是，抑郁症是可以治疗的。如果你真的很难记住让你感到快乐的经历和活动，一定要预约看医生或让临床心理学家对你进行评估，以确定你是否正在经历临床抑郁症。如果你是，把想办法让自己好转作为你帮助孩子的首要目标。

2. 如果我不知道我的孩子是否快乐，他也不能告诉我他什么时候快乐怎么办？

解答：有时，我们很难了解 ASD 孩子，因为他们几乎没有什么面部表情，而且，因为他们很难用语言来表达自己的想法和感受，所以他们可能不会告诉别人他们的感受。如果你的孩子存在这样的情况，我们建议你密切观察他花大量时间做的活动，或能让他平静下来的活动。这些活动很可能与快乐有关，即使你的孩子不能告诉你这是真的。

3. 如果我的孩子唯一喜欢的活动是我希望他减少的活动（例如，电脑游戏），那该怎么办？

解答：重要的是，我们不要低估那些能带给孩子快乐的活动，即使我们希望他们少参加这些活动，只要这些活动不会伤害他们或其他人。识别孩子的情绪，包括快乐，对于帮助他们理解他们什么时候有这些情绪，以及理解并关注这些情绪是非常重要的。

4. 如果我的孩子就是不想参与任何关于情绪的对话怎么办？

解答：虽然这种情况并不常见，但它确实发生过。通常，孩子抗拒的原因是孩子有完美主义情节、害怕犯错误和想要做对。孩子认为这是一个很纠结的话题，他不想让人知道他不知道这件事，因为这会显得他很愚蠢。如果是这样的话，我们建议大家承认，我们可能很难处理一个我们还没有怎么考虑过的新话题。告诉你的孩子，即使是一些成年人也不怎么谈论他们的感受，而且不想谈论是很正常的。不过，要向他解释这是一个重要的话题，而且是他一生都需要知道的话题。向他解释你在他生活中的角色（工作）之一是老师，如果你不教他需要知道的关于情绪的重要信息，你就不能很好地完成你的工作。向孩子解释，你们不会一整天都谈论情绪，讨论会很简短，每次讨论情绪之后，孩子可以选择一个她想谈论的话题。如果你使用这个策略，确保你始终奖励给孩子讨论他自己选择的话题的时间，至少与谈话"情绪"的话题的时间相同。

开始与你的孩子实施暴露阶梯的行动

　　回顾关于"暴露阶梯"的第一步。在周计划上，用铅笔写下练习第一步的可能合适的时间。在开始这个步骤之前，练习完成每个步骤所需的技能，并向孩子解释此步骤和奖励。

　　我们建议你在本周练习第一步 3 ~ 4 次。下面是一个帮助你实施第一步的清单。我们建议你每次练习第一步时都使用这个清单，然后每次结束后填写《暴露阶梯练习监测表》。

和孩子一起练习暴露阶梯的清单

☐ 尝试步骤。

☐ 监测孩子在这一步骤之前、期间和之后的焦虑。

☐ 鼓励孩子使用"情绪工具箱"中的工具。

☐ 奖励你的孩子。

☐ 记录孩子的练习和焦虑水平。

常见问题解答 – 练习暴露阶梯第一步

1. 如果我的孩子拒绝练习某一步骤怎么办？

解答：如果你的孩子拒绝完成一个步骤，不要给他奖励。相反，改天再试一次。如果你的孩子继续拒绝练习某一步，问问自己：

· 奖励足以激励孩子吗？

· 这一步对我的孩子来说是不是太难了？

· 我能让这一步简单一点吗？

2. 如果我的孩子说他病了，不能练习，怎么办？

解答：胃部不适是焦虑的一种常见的生理症状。如果你的孩子在练习一个步骤时感到不舒服，鼓励他使用放松策略来帮助控制焦虑。随着孩子焦虑的减少，这种不舒服的感觉也会减少。

3. 我的孩子每一步需要练习多少次?

解答：你的孩子练习一个步骤没有固定的次数。坚持练习一个步骤，直到你的孩子在完成这个步骤时不再表现出焦虑的迹象。

4. 的孩子什么时候不应该得到奖励?

解答：如果你的孩子拒绝练习或在练习过程中逃跑，就不要奖励他。如果你在这些时候给孩子奖励，就会不小心强化他的焦虑行为。

暴露阶梯练习监测表

天数	所练习的"暴露阶梯"步骤	成功练习（即，你的孩子一直处于这种状态，直到他的焦虑减少了）是/否	备注
1			
2			
3			
4			
5			
6			
7			

第六阶段
悲伤和"快乐工具"

第六阶段概述

第六阶段的目的是介绍一些活动以教孩子理解关于悲伤的情绪。你还将从"情绪工具箱"中了解到另一套工具，在这个阶段引入的新工具包是"快乐工具"。

在第六阶段，你将学到：
- ✓ "悲伤识别工具"：
  - – 教孩子识别悲伤情绪以及感受到不同程度的悲伤的活动。
  - – 教孩子理解有关他人的观点、思想和感受的活动。
  - – 教孩子识别他人的悲伤情绪。
  - – 教孩子识别悲伤时自己的身体感觉的活动。
- ✓ "快乐工具"：
  - – 教孩子如何使用"快乐工具"的活动。
- ✓ 练习"快乐工具"的提示。
- ✓ 示范使用"快乐工具"的提示。
- ✓ "周计划"。

你需要：
- ✓ 第五阶段的监控表。
- ✓ "悲伤的草莓莎莉"，一种被剪裁和涂色的草莓玩偶；或商店买的草莓玩偶。
- ✓ 剪刀和胶水。
- ✓ 彩色铅笔和钢笔。
- ✓ 包含有人们悲伤表情的书籍、杂志或照片。

✓   《悲伤情绪体验活动手册》。

✓   这本书。

第五阶段周计划回顾

在第五阶段，我们要求你完成《快乐情绪体验活动手册》，并练习孩子"暴露阶梯"的第一步。

（一）完成《快乐情绪体验活动手册》

哪些方面进行的顺利？孩子喜欢什么样的活动？孩子理解了哪些新的概念？

_____

_____

_____

_____

_____

_____

_____

_____

哪些方面进行的不顺利？你们遇到了什么障碍？例如，没有足够的时间、没有足够的支持、没有足够的知识或者没有足够的信心？

_____

_____

_____

_____

_____

_____

思考到你的经历、你的反思以及你现在所知道的一切，你从这项任务中学到了什么？

_____

_____

_____

_____

_____

_____

在回顾了你和孩子一起完成《快乐情绪体验活动手册》时所经历的成功和困难之后，在你和孩子一起完成《悲伤情绪体验活动手册》之前，你会改变些什么吗？

_____

_____

_____

_____

_____

_____

（二）练习"暴露阶梯"的第一步

孩子掌握这一步了吗？孩子准备好进入他们"暴露阶梯"的下一步了吗？记住，一旦孩子的焦虑显著减少了（即至少减少了50%），他们就已经掌握了当前的步骤，准备好进入下一步了。

_____

_____

_____

_____

在和孩子练习"暴露阶梯"步骤之前、期间和之后，你们遇到了哪些挑战？

_____

_____

_____

_____

_____

　　在你反思了练习"暴露阶梯"步骤时所经历的成功和困难之后，在与孩子练习下一步之前，你会改变些什么吗？

_____

_____

_____

_____

_____

重要提示：

　　为了帮助你和孩子克服挑战，完成《快乐情绪体验活动手册》，请返回查看第 118 页的"成功完成活动手册"。为了帮助你们克服在练习暴露阶梯中遇到的挑战，请重新阅读第 109 页开始的章节"在你完成'暴露阶梯'步骤之前"。

介绍"悲伤的草莓莎莉"

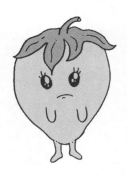

"悲伤的草莓莎莉"这个角色用来给孩子讲解悲伤情绪。在附录 B 中有一个被剪裁和涂色的"悲伤的草莓莎莉"手指玩偶。在《悲伤情绪体验活动手册》的第一页，有一张"悲伤的莎莉"的照片和一小段"悲伤的莎莉"的自我介绍。

该段内容如下：

> 嗨，我是悲伤的草莓莎莉，我感到很悲伤。
>
> 当我感到伤心的时候，我的眼睛看着无精打采，我会皱着眉头，有时甚至会哭。悲伤让我感到身体沉重，四肢无力。当我的玩具坏了，或是有人对我不好，或是不让我玩的时候，我都会感到悲伤。当我在意的人离开时，我也会感到悲伤。当我的妈妈和爸爸不让我做我想做的事情时，我也会感到很悲伤。感到悲伤不是一种很好的感觉。

如果孩子会用剪刀和彩色铅笔，就一起规划着把"悲伤的莎莉"裁剪好并给她涂上颜色。如果这项任务令孩子感到沮丧，或者他不喜欢这样做，那就在你介绍"悲伤的莎莉"之前，你把莎莉裁剪好并着色。或者，使用一个商店里买的草莓玩偶。

然后，和孩子一起通读介绍内容，用手指玩偶表演出来。给"悲伤的莎莉"一个独特的声音，把让她悲伤的事情和让你和孩子悲伤的事情进行比较。

讨论"悲伤的草莓莎莉"的一些思路：

✓　用缓慢而安静的声音为"悲伤的莎莉"配音。

✓　让"悲伤的莎莉"在谈到令她非常伤心的事情时哭起来。

✓　让"悲伤的莎莉"的动作沉重而缓慢。

✓　鼓励孩子去做些什么或说些什么来帮助"悲伤的莎莉"感到不那么难过。

✓　你来扮演"悲伤的莎莉"，问孩子，是什么让他难过，你听他的回答。

✓ 跟随孩子的意愿。如果孩子很难谈论让他难过的事情，而只是想谈谈"悲伤的莎莉"，那就允许他这么做吧。

用"情绪温度计"探索悲伤

"情绪温度计"用于促进讨论是什么让孩子"有点悲伤"、"悲伤"和"特别悲伤"。

你用悲伤的声音扮演"悲伤的莎莉"，告诉孩子，莎莉想更多地了解孩子的悲伤，包括是什么让他"有点悲伤"、"悲伤"和"特别悲伤"。然后帮助孩子把每一张悲伤的图片贴在温度计上孩子认为应该贴的位置。当孩子粘贴好悲伤的图片后，鼓励他在"有点悲伤"、"悲伤"和"特别悲伤"相应的页面上画出或写出更多触发他悲伤的事件。在整个活动过程中，还要和孩子讨论什么会让你感到悲伤。

许多年幼的孩子没有太多感到悲伤的经历，只能说出少数感到悲伤的经历。这也很好。

活动：为"悲伤温度计活动"做准备

对你来说，在必要时提出一些锦囊妙计非常重要。在下面，写下一些让孩子"有点悲伤"、"悲伤"和"特别悲伤"的例子。

_____

_____

_____

_____

_____

接下来，写下你自己的想法，哪些触发因素可以使你感受到这三种程度的悲伤。并思考一下，你乐意与孩子分享你列表里的哪些内容。

通过"我们都是不同的"活动来探索别人的观点

孩子《悲伤情绪体验活动手册》的下一个活动叫做"我们都是不同的"。"我们都是不同的"活动旨在帮助孩子了解，有时其他人的想法与感受和他一样，但有时其他人也有不同于他的想法和感受。

在《悲伤情绪体验活动手册》第 22 页的空白处，你或孩子可以写下：
- 一件让你和孩子感到悲伤的事。
- 一件让孩子悲伤，但不会让你悲伤的事。
- 一件让你悲伤，但不会让孩子悲伤的事。

与孩子一起通读这里的每个问题，讨论可能的答案，然后把这些答案写进手册里。

活动：为"我们都是不同的"活动做准备

在"我们都是不同的"活动中，为潜在的答案准备一些建议是有帮助的。

什么会让你和孩子悲伤？

_____

_____

_____

什么会让孩子悲伤，却不会让你悲伤？

_____

_____

_____

什么会让你悲伤，却不会让孩子悲伤？

_____

通过"面孔先生"活动学习识别面部表情

《悲伤情绪体验活动手册》中的下一个活动是"面孔先生"活动。这个活动旨在进一步帮助孩子思考和理解自己和他人的情绪。

在《悲伤情绪体验活动手册》的第 23 页有一张空白面孔的图片。你还需要铅笔和一些带有悲伤面孔图片的书籍和杂志，孩子和他喜欢的人的一些显示悲伤面部表情的照片也会很有帮助。

通过给孩子看悲伤面孔的图片和照片来开始这项活动。让孩子指出是有哪些表情让这些面孔看起来悲伤。告诉孩子一张悲伤的脸是这样的：

- 眼睛向下看。
- 眉毛低垂。
- 嘴角向下弯曲。

然后，当孩子明白一张悲伤的面孔由什么构成时，让他为你做一个，或者对着镜子做个悲伤的脸，或者拍个视频或照片。接下来，让孩子在他的《悲伤情绪体验活动手册》上画一张悲伤的脸。记得在活动的每一步都要给予表扬和鼓励。

通过"身体的悲伤和精神的悲伤"活动探索悲伤的身体迹象

与快乐的情绪一样，我们将使用引导式意象来帮助孩子更好地理解和识别他的悲伤感觉。所有的情绪，包括悲伤，都可以在身体中感受到。因此，学习识别和解释情绪的生理迹象将提高孩子理解、识别和表达他情绪的能力。

在"身体的悲伤和精神的悲伤"活动中，让孩子坐在或躺在房子里他最喜欢的地方，想象他感到悲伤的时刻。孩子可能需要你的帮助来记住这样的时刻，所以在活动前想想孩子感到悲伤的具体时刻是有帮助的（例如：孩子生病了、丢了一个特别的玩具、看了电影里悲伤的一幕）。

　　一旦孩子正在深刻地体验一个想象版本的悲伤时刻，让他把精力集中于自己的身体上，注意在经历悲伤的那一刻，他的身体里发生了什么。为了帮助你完成这项任务，我们为孩子准备了一个剧本，可以读给孩子，引导他想象悲伤，剧本就在《悲伤情绪体验活动手册》里。

　　一些孤独症儿童会发现这种练习很困难。如果在孩子悲伤的时候很难描述他身体里发生了什么，他可以稍后用形状或颜色画出来。当然，他可能会像正常发育的儿童那样描述出以下反应：

- 我觉得自己很沉重。
- 我的身体在颤抖。
- 黑暗笼罩在我的身体里。
- 我没有精神，想躺下。
- 我的胳膊、腿、肚子都感觉很沉重。
- 冷，我的身体感到很冷。
- 我的心感到空虚。

利用"情绪工具箱"中的"快乐工具"

　　除了利用"意识工具"并开始考虑用"快乐工具"提高孩子对情绪的理解能力和正确识别能力外，项目的第 6 ～ 10 阶段也将侧重于提高孩子使用情绪调节策略管理情绪的能力。第 6 ～ 10 阶段的每个活动的后半部分将包含一些活动，旨在教孩子使用"情绪工具箱"剩余的五个工具之一："快乐工具"、"思想工具"、"放松工具"、"物理工具"和"社交工具"。第六阶段包含教孩子使用"快乐工具"的一些活动。"快乐工具"，你会记得，只是吸引孩子注意力的愉快活动。从事愉快活动是达成以下目标的有效方式：

- 减少焦虑、愤怒或悲伤的感受。
- 增加快乐和轻松的感受。
- 恢复精力。

　　针对孤独症儿童的"强大快乐工具"通常是这样的活动：
- 重复的或高度可预测的。

- 与孩子的特殊兴趣有关。
- 在独处中进行。

因为"快乐工具"涉及的活动在缓解负面情绪方面极其有效，孩子们可能会痴迷地专注于完成这些活动。这通常发生在孩子没有其他"情绪工具"来减少负面情绪时。因此，对孩子来说，尽管使用"快乐工具"来帮助他们调节情绪很重要，但孩子们学习其他"情绪工具"并把花在愉快活动上的时间保持在一个合理的时间框架内也很重要。同样重要的是，不鼓励孩子使用"快乐工具"来逃避他们害怕的情况或任务。正如我们在前面讨论过的，回避恐惧的情况或任务只会加剧焦虑。相反，应该鼓励孩子在固定的预定时间使用"快乐工具"。例如，放学后是鼓励孩子使用"快乐工具"的极佳时机，这是一种从繁忙的学校生活中减压和恢复精力的最好方式。

重新审视"快乐工具"

在《悲伤情绪体验活动手册》的第25页，"悲伤的莎莉"解释说，当她焦虑、悲伤或生气时，她可以使用"快乐工具"帮助她再次感到快乐和放松。然后，在第26页，有一些关于"快乐工具"的建议，孩子可以去尝试，并有一些空白处，供孩子添加他自己对"快乐工具"的想法。

活动开始时，通读介绍，并通过"快乐的亨利"玩偶把它表演出来。然后，在下一页，协助孩子把他愿意去尝试的"快乐工具"圈出来，并画出或写出他自己对"快乐工具"的想法。

活动：为"快乐工具"活动做准备

与往常一样，在必要时，你能提供一些锦囊妙计非常重要。下面，写下吸引孩子注意力并让他感到开心或放松的活动的例子：

_____

_____

_____

_____

_____

_____

练习"快乐工具"

你本周的"周计划"包括安排时间让孩子每天至少使用一种他自己的"快乐工具"，并帮助孩子在使用"快乐工具"前后评估他的感受。在《悲伤情绪体验活动手册》的第 27 页有一张表格，让孩子记录他在完成"快乐工具"之前和之后的感受。一些家长发现，将这一页从活动手册中取下来（或复印），贴在冰箱上或家庭告示板上，有助于提醒他们完成这项监测。

与使用"情绪工具箱"中的其他工具不同，孩子们不需要学习如何使用"快乐工具"。然而，重要的是，他们要每天使用这些工具来减少负面情绪、增加快乐和平静的感觉。同样重要的是，他们要学会识别"快乐工具"对他们情绪的影响。

你自己使用"快乐工具"

你自己练习使用"快乐工具"非常重要，可以使你：

✓　压力、焦虑和抑郁的总体水平降低。

✓　更加轻松和自信地教孩子如何使用这些工具。

✓　向孩子示范有效的情绪调节。

家长活动：使用"快乐工具"

花点时间考虑一下那些能给你带来快乐的活动，包括你可以每天做的小活动，以及可能需要你安排时间去做的大型活动。在此处列出这些内容：

日常的愉快活动	较长时间的愉快活动
在阳光下或树荫下，慢慢地品一杯你最喜欢的茶； 想象一下你最喜欢的假期。	和朋友一起喝杯咖啡或一起骑自行车； 看书； 去看电影或上课。

示范如何使用"快乐工具"

利用你自己的"快乐工具"，清晰可见地为孩子示范有效的情绪调节也很重要。你对孩子最有影响力，无论你是否觉得如此。在第五阶段，我们要求你与孩子分享你何时感到快乐、你感到多么快乐以及为什么你感到快乐。本周，作为"周计划"的一部分，我们要求你注意你何时感到压力或紧张，并示范使用"快乐工具"，方法是口述以下脚本中的任一版本：

> 我刚刚注意到我开始有点难过了，我的身体感觉沉重和紧张。我要使用我的一个"快乐工具"，读一本书。

稍后，在使用你的"快乐工具"之后，向孩子做这样的评价：

> 啊！我感觉好多了！我的悲伤消失了！"快乐工具"太棒了！

也可以调整此脚本，以适应你的风格和孩子的理解水平。

第六阶段周计划

"第六阶段周计划"的第一个目标是开始教孩子关于悲伤的情绪，包括他经历的各种程度的悲伤、悲伤在身体中的感受、如何识别悲伤的面孔以及每个人悲伤的原因是不同的。第六阶段的第二个目标是开始教孩子如何使用"快乐工具"。第六阶段的第三个目标是练习孩子"暴露阶梯"的第二步。

你的"周计划"包括与孩子一起准备、安排，然后完成以下活动：
1. 与"悲伤的莎莉"见面。
2. 用"悲伤温度计"来探索不同程度的悲伤。
3. "我们都是不同的"。
4. "面孔先生"。
5. 悲伤的身体迹象。

6. "快乐工具"。
7. "快乐工具"的日常练习。
8. 示范"快乐工具"的使用
9. 练习"暴露阶梯"步骤。

行动

在"周计划"上，用铅笔写下本周你和孩子要一起完成的5个2 ~ 10分钟的活动（活动1 ~ 5）的合适时间。然后，接下来的一周里，在这些预定的时间，与孩子一起完成《悲伤情绪体验活动手册》中六项任务的每一项。

每天，在完成《悲伤情绪体验活动手册》后，安排2 ~ 10分钟，在孩子已经平静和 / 或快乐的状态下，和他一起练习"快乐工具"。使用活动手册中的自我监控表来跟踪孩子的情绪并做笔记。

在这一周里，试着注意你或孩子感到悲伤的时刻。如果你感到悲伤，告诉孩子，你正在经历什么程度的悲伤，你正在经历的悲伤有什么样的身体迹象。如果孩子看起来有些悲伤，让他评价他的悲伤程度，并描述他悲伤的身体迹象。

在这一周里，你也可以示范如何使用"快乐工具"改善你的情绪。

在"周计划"上，选择孩子"暴露阶梯"的第二步，用铅笔写下练习这一步的可能合适时间。如果孩子没有掌握"暴露阶梯"的第一步，那就重新练习这一步。如果孩子确实掌握了"暴露阶梯"的第一步，那就进入到下一步。在接下来的一周，在这些预定的时间，和孩子一起练习这一步。最后，完成"暴露阶梯练习监控表"。

"暴露阶梯"练习监控表

天数	所练习的"暴露阶梯"步骤	成功的练习（即孩子保持在这种情境下，直到他们的焦虑减少了）是／否	点评
1			
2			
3			
4			
5			
6			
7			

第七阶段

焦虑和"思想工具"

第七阶段概述

第七阶段的目标是介绍一些可以教孩子关于焦虑的情绪的活动。你还将从"情绪工具箱"中了解到另一套工具,"思想工具",以及教孩子如何使用"思想工具"的活动。

在第七阶段,你将学习到:

- ✓ "焦虑识别工具":
    - 教孩子有关焦虑情绪以及可以感受到不同强度的焦虑的活动。
    - 教孩子识别他人的焦虑的活动。
    - 教孩子识别他自己焦虑时身体和行为的表现的活动。
    - 教孩子区分有益的焦虑(对危险情况的焦虑)和无用的焦虑(对安全情况的焦虑)的活动。
    - 教孩子关于他人的观点、想法和感受的活动。
- ✓ "思想工具":
    - 教孩子使用"思想工具"的活动。
- ✓ 练习使用"思想工具"的一些提示。
- ✓ 示范使用"思想工具"的一些提示。
- ✓ "周计划"。

你需要:

- ✓ 第六阶段的监控表。
- ✓ "焦虑的西瓜旺达",一种被剪裁和涂色的西瓜玩偶,或者商店买的西瓜玩偶。
- ✓ 剪刀和胶水。

150

　✓　彩色铅笔和钢笔。

　✓　包含有人们焦虑表情的书籍、杂志或照片。

　✓　《焦虑情绪体验活动手册》。

　✓　这本书。

第六阶段周计划回顾

在第六阶段，我们要求你完成孩子"暴露阶梯"的第二步，并要求你和孩子一起完成《悲伤情绪体验活动手册》。

（一）完成《悲伤情绪体验活动手册》

哪些方面进行的比较顺利？

_____

_____

_____

_____

_____

_____

_____

哪些方面进行的不顺利？你们遇到了什么障碍／挑战——例如，没有足够的时间、没有足够的支持、没有足够的知识或者没有足够的信心？

———————————————————————————

———————————————————————————

———————————————————————————

———————————————————————————

———————————————————————————

———————————————————————————

思考一下你的经验、你的反思以及你现在所知道的一切，你从这项任务中学到了什么？

———————————————————————————

———————————————————————————

———————————————————————————

———————————————————————————

———————————————————————————

———————————————————————————

在回顾了你和孩子完成《悲伤情绪体验活动手册》时所经历的成功和困难之后，在你和孩子一起完成《焦虑情绪体验活动手册》之前，你会改变些什么吗？

_____

_____

_____

_____

_____

_____

（二）"快乐工具"

当你和孩子一起练习"快乐工具"时，你们取得了哪些成功？

_____

_____

_____

_____

_____

_____

当你和孩子一起练习"快乐工具"时，你们遇到了什么挑战？

_____

_____

_____

_____

（三）练习"暴露阶梯"的一个步骤

你和孩子一起练习了"暴露阶梯"的哪一步？

_____

孩子掌握这一步了吗？孩子准备好进入他们"暴露阶梯"的下一步了吗？记住，一旦孩子的焦虑显著减少了（即至少减少 50%），他们就已经掌握了当前的步骤，准备好进入下一个步骤了。

_____

_____

_____

_____

在"暴露阶梯"方面取得了哪些成功？

_____

_____

_____

_____

_____

_____

_____

当你们尝试完成"暴露阶梯"时，会出现哪些挑战？

_____

_____

_____

_____

_____

_____

在你反思了练习"暴露阶梯"步骤时所经历的成功和困难之后，在与孩子练习下一步之前，你会改变些什么吗？

_____

_____

_____

_____

_____

_____

_____

重要提示

为了帮助你和孩子克服在完成《悲伤情绪体验活动手册》时遇到的挑战，请返回查看第 118 页的"成功完成活动手册"。为了帮助你们克服在练习暴露阶梯中遇到的挑战，请重新阅读第 109 页以"在你完成'暴露阶梯'步骤之前"开始的章节。

关于如何识别焦虑情绪的说明

项目的第七阶段侧重于提高孩子对焦虑的理解和识别能力。由于年幼儿童通常不熟悉"焦虑"这个词，我们用更容易理解和更常见的词"担心"来向孩子们解释焦虑。如果孩子把他们的焦虑称为紧张或压力或其他任何词，请在和孩子讨论担心时使用这个词代替。正如在课程的早期阶段所提到的，患有孤独症的儿童通常难以识别情绪，经常直到情绪达到极端水平时才识别出痛苦的情绪，此时再来管理焦虑情绪，是一件非常棘手的事。因为，当孩子达到极度的焦虑（或崩溃）时，即使在焦虑管理策略的帮助下，他们也很难平静下来。"情绪工具箱"中的焦虑管理策略可以帮助孩子减轻任何程度的焦虑，但在孩子经历极端程度的焦虑之前，它们是最有效的。所以帮助孩子学会识别焦虑的早期迹象非常重要。

以下活动旨在为你教孩子识别有关焦虑的情绪做准备。

介绍"焦虑的西瓜旺达"

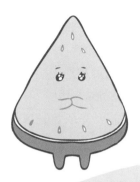

"焦虑的西瓜旺达"这个角色用来给孩子介绍焦虑。在附录 B 中有一个"焦虑的西瓜旺达"手指玩偶。在《焦虑情绪体验活动手册》的第一页，有一张"焦虑的旺达"的照片和一小段"焦虑的旺达"的自我介绍。

该段内容如下：

嗨，我是焦虑的西瓜旺达，我会感到焦虑。当我感到焦虑的时候，我的眼睛会睁得大大的，我的眉毛会竖起来，我的嘴唇会开始颤抖，我还会把手捂在脸上。当我感到焦虑时，我感觉我的胃部在翻滚，手心会出汗，双腿在颤抖。当我在乎的亲人生病时，或者当我认为自己可能陷入困境时，我都会感到焦虑。当我去玩有点可怕的游乐项目之前，当有人对我发脾气时，我也会感到焦虑。我不喜欢焦虑的感觉。

与前面的角色一样，如果孩子喜欢用剪刀和彩色铅笔，与孩子一起把"焦虑的旺达"裁剪好，并给它涂色。或者，在把"焦虑的旺达"介绍给孩子之前，你自己把它裁剪好并涂色，或者用商店买的西瓜玩偶。一旦孩子和／或你制作了"焦虑的旺达"玩偶，和孩子一起通读介绍，用手指玩偶把情绪表演出来。给"旺达"独特的声音，或者鼓励孩子为"旺达"配音。

讨论"焦虑的西瓜旺达"的一些思路：
- ✓　用害羞而安静的声音为"焦虑的旺达"配音。
- ✓　假装"焦虑的旺达"躲藏起来，害怕见到你的孩子。
- ✓　鼓励孩子做些什么或说些什么来帮助"焦虑的旺达"感到不那么焦虑。
- ✓　你扮演"焦虑的旺达"，问孩子，是什么让他担心，你听他的回答。
- ✓　根据孩子的具体情况，如果孩子在谈论他自己的焦虑时有困难，而只是想谈论"焦虑的旺达"的焦虑，那就允许她这么做吧。

用"情绪温度计"探索焦虑

　　在活动手册的下一页是"焦虑温度计"活动。"情绪温度计"将再次被用于促进讨论是什么让孩子"有点焦虑"、"焦虑"和"特别焦虑"。对一些孩子来说,讨论关于焦虑的问题可能会引起对抗情绪,所以请温和地应用它。使用手指玩偶可能会有所帮助,你可以问孩子是什么让"焦虑的旺达"有点焦虑、焦虑和特别焦虑。在讨论之前,有两个有用的活动需要完成。完成这些活动有助于你更了解孩子焦虑的触发因素和行为迹象。

　　用焦虑的声音扮演"焦虑的旺达",告诉你的孩子,它想知道更多关于你孩子的担心,包括孩子什么时候会感到"有点焦虑"、"焦虑"和"特别焦虑",以及他是如何知道自己在担心某事的。在讨论过程中,在活动手册的页面上写下或画出孩子焦虑的触发因素和行为迹象。在整个活动期间,你还要和孩子讨论,是什么让你感到"有点焦虑"、"焦虑"和"特别焦虑"。

活动：为"焦虑温度计活动"做准备

　　在下面的空白处,写下使孩子焦虑的一些触发因素。这个准备将有助于本周你和孩子进行的"焦虑温度计活动"。对你来说,在必要的时候,提供一些锦囊妙计会很有帮助。

　　情境：

_____

_____

　　地点：

_____

_____

任务：

_____

_____

感官体验（例如：声音、气味、味道、颜色或其他视觉体验，以及触觉感受）：

_____

_____

经历：

_____

_____

电影或故事：

_____

_____

接下来，把这些焦虑的触发因素放在"焦虑温度计"上，以标识出是否每个触发因素都会让孩子"有点焦虑"、"焦虑"还是"特别焦虑"。

_____

_____

_____

这也将有助于你反思，写下哪些触发因素可以使你自己感受到三个程度的焦虑，并思考一下，你乐意与孩子分享你列表里的哪些内容。

重要提示：

　　"焦虑的旺达"可以随时加入"温度计活动"，介绍焦虑的概念，验证焦虑或讨论他人的焦虑。

学会识别孩子感到焦虑或焦虑时的行为迹象

如上所述，孤独症儿童经常通过行为表现出他们的焦虑。要为此活动做准备，请考虑以下行为列表，并勾选出适用于你孩子的行为。在这一阶段，你要把孩子的注意力转移到让他感到焦虑的行为迹象上，并把它们写在他的活动手册的"焦虑温度计"上：

- ☐ 知道答案却还反复问同样的问题。
- ☐ 寻求事件即将发生的保证。
- ☐ 排列玩具。
- ☐ 拒绝更改为另一个活动。
- ☐ 挤压感官玩具。
- ☐ 踱来踱去。
- ☐ 坚持完成某种仪式。
- ☐ 不停地谈论以前发生的与焦虑有关的事件。
- ☐ 不停地摇晃。
- ☐ 手指不停地转动。
- ☐ 易激惹。
- ☐ 试图控制事件。
- ☐ 执着于做某种动作或执意于特殊兴趣。
- ☐ 跑开。
- ☐ 回避他所担心的事情。
- ☐ "僵住"——即，变得沉默或非常安静。
- ☐ 其他：_____。

通过"我们都是不同的"活动探索他人的观点

孩子活动手册的下一个活动叫做"我们都是不同的"。"我们都是不同的"活动旨在帮助孩子了解到，有时其他人的想法和感受和他一样，但有时其他人也有不同于他自己的想法和感受。

在《焦虑情绪体验活动手册》第 35 页的空白处，你或孩子可以写下：

- 一件让你和孩子焦虑的事。
- 一件让孩子焦虑，但不会让你焦虑的事。
- 一件让你焦虑，但不会让孩子焦虑的事。

　　和孩子一起通读这里的每个问题，讨论可能的答案，然后把这些答案写进手册里。

活动：为"我们都是不同的"活动做准备

　　在"我们都是不同的"活动中，为潜在的答案准备一些建议是有帮助的。重要的是，只能包括可以触发你低程度焦虑的因素，以免不小心与孩子分享了你的焦虑，进而增加他的焦虑。父母的一个低程度焦虑可能包括孩子是否刷牙。大多数孩子已经知道，虽然这是他们的父母关心的问题，但这并不是他们真正担心的。对于这项活动，重要的是要记住，焦虑是非常具有传染性的！

　　什么会让你和孩子焦虑？

_____

_____

　　什么会让孩子焦虑，却不会让你焦虑？

_____

_____

　　什么会让你焦虑，却不会让孩子焦虑？

_____

_____

通过"面孔先生"活动学习识别面部表情

　　"面孔先生"活动是帮助孩子探索焦虑的面孔是什么样子的。这是一项很棒的活动，可以帮助孩子开始思考和理解他自己和他人的情绪。当孩子焦虑时，学会参考别人也是有帮助的。如果孩子能学会辨别熟悉的人的快乐面孔和焦虑面孔，他就能了解到，熟悉的人的快乐面孔是他们安全的标志，他们的焦虑将会减少。

　　在《焦虑情绪体验活动手册》的第 36 页，有一张空白面孔的图片。你还需要铅笔和一些带有焦虑面孔图片的书籍和杂志。孩子和他喜欢的人的一些显示焦虑面部表情的照片也很有帮助。

　　通过给孩子看焦虑面孔的照片来开始这项活动，让孩子指出是什么让这些脸看起来很焦虑。告诉孩子，一张焦虑的脸有：

- ✓ 高耸的眉毛。
- ✓ 前额有皱纹。
- ✓ 睁得大大的眼睛。
- ✓ 张得大大的嘴巴。

　　当孩子似乎真的明白一张焦虑的脸由什么构成时，让他为你做一个。也可以让他对着镜子做一个焦虑的脸，或者为他焦虑的脸拍个视频或照片。接下来，让他在他的活动手册上画出一张焦虑的脸。在活动的每一步都要给孩子表扬和鼓励。

通过"焦虑的身体迹象"活动学习识别焦虑

　　"温度计活动"旨在帮助孩子们通过更多地了解他们焦虑的触发因素，更好地认识到他们的焦虑。然而，孩子们也需要能够在触发因素不那么明显的情况下认识到他们的焦虑——例如，当他们在一个新的情境中，或者当他们在学校忙碌的一天中焦虑水平慢慢上升时。焦虑的身体迹象包括孩子能感受到的身体感觉。起初，孤独症儿童可能难以感知这些焦虑迹象。有些迹象我们可以看到，所以很多可观察到的身体迹象也出现在行为迹象的列表中——

例如，沉默；然而，有些迹象是看不见的，只能感觉到。一旦你的孩子能感觉到他焦虑的身体迹象，他就能够识别他什么时候感到"有点焦虑"、"焦虑"和"特别焦虑"。

为了帮助孩子理解与高焦虑水平相比低焦虑水平的微妙体验，我们在活动手册中加入了两页，"旺达"描述了两个层次的焦虑："特别焦虑"和"焦虑"。

首先，有一个页面上，"焦虑的旺达"描述了他"特别焦虑"时的身体迹象。这些是：

- 心跳加快。
- 睁大眼睛。
- 眉毛抬高。
- 口干。
- 胃不舒服 / 忐忑不安。
- 腿和手发抖。
- 肌肉紧张。
- 呼吸急促。
- 手心出汗。
- 感觉需要上厕所。
- 哭泣。
- 感觉需要不停走动、抖动或摆弄东西（例如，在房间里踱步、抖动双腿或摆弄玩具）。
- 感觉身体僵住了，难以移动或说话。

然后，在下一页，"焦虑的旺达"描述了它感到焦虑的身体迹象。其中包括：

- 肌肉紧张。
- 口干。
- 感觉需要抖动双腿。
- 觉得需要摆弄它的玩具。

活动描述

在开始"焦虑的身体迹象活动"之前，请通读"焦虑的旺达"的"特别焦虑"的身体迹象，使用"焦虑的西瓜旺达"玩偶把它表演出来。然后让"旺达"

和孩子讨论他"特别焦虑"的身体迹象。接下来，和孩子讨论一下"焦虑的旺达"的焦虑迹象。下一步，利用你已经确定的孩子的中等程度焦虑的情况，讨论孩子焦虑的身体迹象。在这个阶段，向孩子描述你所体验过的焦虑的身体迹象也可能会有帮助。但是，请注意，许多孤独症儿童并没有意识到他们焦虑的身体迹象。如果是这样的话，你可以谈论更多关于大多数人感到焦虑的迹象。

在下一页，有一个身体的轮廓和包含每个焦虑的身体迹象的方框。在这个活动中，请孩子选择一个让他感到"焦虑"的情景。接下来，帮助孩子从焦虑的身体标志方框中画出箭头，指向身体中每个被感觉到的区域。对孩子来说，很常见的情况是，他们或者会识别出"特别焦虑"的身体迹象，或者没有注意到自己的身体迹象。根据你对孩子中等程度焦虑的观察，帮助他识别这些身体迹象。尽可能举例说明。

通过"错误的警报与真实的警报"活动，学习挑战不切实际的焦虑

早些时候，在第一阶段，我们讨论了焦虑是人类进化的一种生存机制，以帮助我们在危及生命的危险中生存下来。如果一个人真的身处险境——即，"真实的警报"情况——那么，焦虑反应对他们很有帮助。然而，当一个人认为存在危险，而实际上危险很小或没有危险——"错误的警报"时，焦虑也会发生。如果孩子的焦虑水平有问题，那么他很可能经常因为错误的警报而感到焦虑。即使在很小的年纪，了解真实的警报和错误的警报之间的区别也可以帮助孩子改变思维并减少焦虑。在《焦虑情绪体验活动手册》的第 39 页和第 40 页，有一个活动为孩子解释"真实的警报"和"错误的警报"。

在《焦虑情绪体验活动手册》的下一页是"真实的警报和错误的警报"的故事和活动。把孩子重新介绍给"焦虑的旺达"，确保它很高兴看到孩子。然后，首先给孩子读读"真实的警报"的故事。接下来，通过为孩子编写或绘制"真实的警报"的情境，与孩子一起完成"真实的警报"活动。在下一页中，对"错误的警报"重复此过程。

活动：为"真实的警报"和"错误的警报"活动做准备

在完成"真实的警报"和"错误的警报"活动之前，为孩子想出一些真实的警报和错误的警报是有帮助的。其中可能包括以下内容。

真实的警报：
- 厨房着火了
- 当一辆汽车靠近时，他正站在路的中间
- 独自游泳。

错误的警报：
- 有了新老师。
- 结识新朋友。
- 与爸爸或妈妈分开，去上学。
- 独自睡在床上。

在下面为孩子写出更多关于真实的警报和错误的警报的例子：

真实的警报的例子：

_____

_____

_____

错误的警报的例子：

_____

_____

_____

来自"情绪工具箱"中的"思想工具"

　　在第七阶段，你还将向孩子介绍"情绪工具箱"中的另一套工具，即"思想工具"。正如我们在第一阶段所讨论的那样，我们的思维方式会影响我们的感受，而感受又反过来影响我们的行为。当面临挑战时，有焦虑问题的孩子往往高估了一些不好的事情发生在自己身上的可能性，而低估了自己应对的能力。这些想法会让他们产生焦虑感，并且倾向于逃避某些任务和情况。幸运的是，儿童和成年人都可以学着去改变他们的一些想法，从而改变他们自己的情绪和行为。事实上，在管理焦虑、悲伤和愤怒情绪方面，有许多不同的思维技巧已被证实是有效的。在第七阶段，你将向孩子介绍其中一种对管理焦虑特别有用的技巧：积极的自我对话。积极的自我对话包括以现实的和有益的方式思考我们自己和我们所处的情况。

　　积极的自我对话可以：
- 减少焦虑。
- 减少逃避行为。
- 增加应对行为。
- 提高自尊。

为"思想工具活动"做准备

　　"思想工具活动"包括阅读一篇关于"焦虑的旺达"的故事，当它感到焦虑的时候，它使用"强大的思想"来帮助自己。"焦虑的旺达"首先解释说，思想是你在脑海中对自己说的话。它接着解释说，当它感到焦虑时，它需要使用它的"思想工具"来帮助自己感到勇敢并做尝试。它描述说，最好在较低的焦虑水平上使用思想工具。接下来的活动包括帮孩子制作他自己的"强大的思想"卡片，用作"思想工具"。

　　活动开始时，请通读故事，用"焦虑的旺达"玩偶把故事表演出来。然后帮助孩子制作他们自己的"强大的思想"卡片。针对不同的情况或恐惧制作不同的卡片会有帮助。以下是制作卡片的说明：

制作"强大的思想"卡片

1. 准备好一些浅色的空白卡片，大约是一张大名片的大小，以及一支黑色的毛笔或书法笔。如果孩子喜欢这类活动的话，也可以用一些亮片和贴纸来装饰这些卡片。

2. 与孩子一起，集思广益，当他需要被提醒他有多强大，或者当他只是需要鼓励的时候，你倾向于对他说的话或者他可能会对自己说的话。例如，"我很强大！"、"我能做到这个！"、"我可以自己搞定！"

3. 选择几个他最喜欢的陈述。做出这些积极的陈述，就像例子中的那样——也就是说，说某事已经是真的陈述。避免描述你不想要的行为的语句——例如，"我不害怕"或"我不会害怕"。积极的陈述可以提醒我们的大脑我们有能力做什么，并使我们描述的行为更有可能发生。

4. 在空白的卡片上写下你选择的陈述。

协助孩子练习"思想工具"（"强大的思想"卡片）

一旦你创建了"强大的思想"卡片，鼓励孩子全天候使用这些卡片是非常重要的，尤其是当他感觉良好或者感到"有点担心"的时候。随着孩子越来越熟悉"思想工具"，你也可以帮助他在面临更高水平的焦虑或焦虑时记得她的"强大的思想"。然而，如你所知，当我们处于众多焦虑之中时，使用"强大的思想"来应对可能是非常具有挑战性的。在这些时候，除了你的鼓励外，孩子还可以从"工具箱"中的其他"工具"受益。

你自己使用"思想工具"并示范"思想工具"

你自己练习使用"思想工具"越多，你就越能：

✓   在困难的情况下保持冷静。

✓   轻松自信地教孩子如何使用这些工具。

✓   向孩子示范有效的情绪调节。

活动：制定你自己的计划以使用"思想工具"

参考上面的活动，你已知道了让自己感到"有点焦虑"、"焦虑"和"特别焦虑"的触发因素。想想每个让你感到焦虑的情况、想法或经历。接下来，想想有什么思想或哪些词能让你感觉好一点。在下面列出你自己的"强大的思想"。

焦虑的触发因素	强大的思想
我今天已无法应付孩子再一次的崩溃了。我会打我的孩子，我永远不会原谅自己。	我没事。我能搞定这个。我以前也应对过这些情况。

当你使用自己的"思想工具"时，通过大声说出你的"强大的思想"来告诉孩子。请注意：重要的是，不要分享你的焦虑想法，因为这样可能会增加孩子的焦虑。分享你的焦虑时，只描述它是如何影响你的身体和呼吸的，然后分享你是如何使用"强大的思想"来应对的。使用上面的示例，脚本可能如下所示：

我刚刚注意到我开始感到有点焦虑了。我的肩膀感到紧绷，我的心跳有点快。我要用"思想工具"让自己冷静下来。

我没事。我能搞定这个。我以前也应对过这些情况。

啊。我觉得自己勇敢多了。现在我可以面对这种情况了。

与以前的工具一样，可以根据情况调整这个脚本，以适应你的风格和孩子的理解水平。

第七阶段周计划

本阶段"周计划"的第一个目标是开始教孩子关于焦虑的情绪。你将探索他所经历的不同程度的焦虑、他焦虑时身体会出现哪些迹象、如何识别焦虑的面孔以及有益的焦虑和无益的焦虑之间的区别。第二个目标是开始教孩子如何使用"思想工具"。"周计划"的第三个目标是练习孩子"暴露阶梯"的下一步。

你的"周计划"包括与孩子一起准备、安排，然后完成以下活动：

1. 与"焦虑的旺达"见面。
2. 用"焦虑温度计"探索不同程度的焦虑。
3. "我们都是不同的"。
4. "面孔先生"。
5. 焦虑的身体迹象。
6. "真实的警报"与"错误的警报"。
7. "思想工具"。
8. 协助孩子练习"思想工具"。
9. 示范"思想工具"。
10. 练习"暴露阶梯"步骤。

行动

在"周计划"上，用铅笔填入本周你要与孩子一起完成的《焦虑情绪体验活动手册》（活动 1～7）的时间。记住，重要的是，要选择一个孩子状态良好、吃过东西，没有任何沮丧事情的时刻。然后，在接下来的一周里，与孩子一起，在预定的时间里，完成活动手册中"六项活动"的每一项。

完成"活动六"后，在一周中安排几次，通过制作更多的"强大的思想"卡片，来练习使用"思想工具"。

在一周的不同时间，试着注意你或孩子什么时候感到焦虑。如果你感到焦虑，告诉孩子，你正在经历什么程度的焦虑，你正在经历什么样的身体迹象，以及你所焦虑的情况是真实的警报还是错误的警报。如果你的孩子看起来很焦虑，问他正在经历什么程度的焦虑，身体有哪些迹象，以及他所处的情况是真实的警报还是错误的警报。如果孩子在回答这些问题方面有困难，请通过提出建议来帮助他（如："我想你可能感到焦虑，因为你的眼睛看起来睁得很大，你已经停止说话了，你想让我拥抱你。"）如果孩子不同意你的看法，那也没关系；目标是让孩子试着适应他的情绪和身体。

在这一周里，当你注意到你的焦虑水平上升时，向孩子示范你如何使用"思想工具"让自己冷静下来。

选择孩子"暴露阶梯"的一个步骤，在"周计划"上，用铅笔填入练习这一步的合适时间。如果孩子没有掌握上周"暴露阶梯"的步骤，那就重新练习这一步。如果孩子确实掌握了上周"暴露阶梯"的步骤，那就继续下一步。在接下来的一周，在这些预定的时间，和孩子一起练习这一步。最后，完成"暴露阶梯练习监控表"。

常见问题解答

1.如果我的孩子坚持说她不担心任何事情，或者他拒绝完成"焦虑温度计"活动，该怎么办？

解答：偶尔，在焦虑情绪体验活动中，孩子们会否认在你提到的情境中经历过焦虑，或者否认曾经经历过任何焦虑。孩子们这样做可能有几个原因：①当我们谈到让我们焦虑的事情时，我们就开始感到焦虑。因此，你的孩子可能试图通过避免思考或谈论他担心的事情来避免感到焦虑。②你的孩子也可能对他的焦虑触发因素缺乏认识和洞察力，因此无法报告任何他感到焦虑的情况（或者，他可能只会识别出他觉得"不好"或"不喜欢"的情况）。③你的孩子可能会认同故事或电影中的叙述，觉得焦虑是消极的（即只有"哭泣的婴儿"或"受到惊吓的猫"才会感到焦虑）。无论如何，最好将每个人都会经历焦虑看作是一件很平常的事，但去讨论它可能非常困难。重新把谈话的重点集中在自己和别人的恐惧上以及焦虑的身体迹象上。同时，继续密切观察孩子可能感到焦虑的情况。然后，一旦孩子已开始自在地谈论别人的焦虑时，就和他聊聊你观察到的孩子经历的焦虑情况。

2.如果我的孩子不能识别出他自己焦虑时的身体迹象，怎么办？

解答：许多孤独症儿童很难识别他们焦虑的身体迹象。如果你的孩子这种情况，再次把你的谈话重新集中在大多数人所体验的焦虑的身体迹象上。当你观察到你的孩子在某种情况下感到焦虑时，让孩子感受他的身体，去注意发生了什么，也是有帮助的。你甚至可以问孩子，他能否体验到焦虑的每一个身体迹象，或者这些身体迹象所在的部位都有怎样的感受。

3. 如果我的孩子不愿意谈论"真实的警报"怎么办?

解答：大多数孩子们在谈论真实的危险情况时通常感到很自在。所有的家庭都会告诉孩子一些危险的情况，因而大多数孩子对这些情况都有有益的恐惧。然而，如果你的孩子变得非常焦虑或非常担心那些"真实的警报"情况会发生，那么，告诉他，你已经采取了所有的预防措施来确保这些情况不会发生，因此无需担心它们是有帮助的。

"暴露阶梯" 练习监控表

天数	所练习的"暴露阶梯"步骤	成功的练习（即孩子保持这种状态，直到焦虑感减少了）是/否	点评
1			
2			
3			
4			
5			
6			
7			

174

"思想工具"练习监控表

天数	所练习的"思想工具"	点评
1		
2		
3		
4		
5		
6		
7		

第八阶段

放松

第八阶段概述

第八阶段的目的是介绍一些教孩子关于放松情绪状态的活动。你还将从儿童"情绪工具箱"中了解到另一套工具，"放松工具"，以及教孩子如何使用"放松工具"的一些活动。

在第八阶段，你将学到：

✓ "放松识别工具"：
  – 教孩子关于放松以及可以感受到不同程度的放松的活动。
  – 教孩子关于放松的身体迹象的活动。
  – 教孩子识别他人的放松的活动。
  – 教孩子关于他人的观点、想法和感受的活动。
✓ "放松工具"：
  – 教孩子使用放松式呼吸的活动。
  – 教孩子使用渐进式肌肉放松的活动。
  – 教孩子使用可视化放松的活动。
✓ "周计划"。

你需要：

✓ 第七阶段的监控表。
✓ "放松的树莓瑞安"，一个被裁剪和涂色的树莓玩偶，或商店买的树莓玩偶。
✓ 剪刀和胶水。
✓ 彩色铅笔和钢笔。
✓ 包含有人们放松表情的书籍、杂志或照片。

✓　《放松情绪体验活动手册》。

✓　这本书。

第七阶段周计划回顾

在上周的周计划中，我们要求你：

1.　和孩子一起完成《焦虑情绪体验活动手册》。

2.　练习使用"思想工具"。

3.　练习孩子"暴露阶梯"的一步。

（一）完成《焦虑情绪体验活动手册》

当你和孩子完成《焦虑情绪体验活动手册》时，取得了哪些成功？你和孩子喜欢哪些活动？孩子理解了哪些新的概念？

_____

_____

_____

_____

在完成《焦虑情绪体验活动手册》时你们遇到了哪些挑战？是否有孩子不喜欢的活动？或孩子难以理解的概念？你如何重新审视孩子难以理解的概念？

_____

_____

_____

_____

（二）"思想工具"

当和孩子练习"思想工具"时，你们取得了哪些成功？

_____

_____

_____

_____

当和孩子练习"思想工具"时，你们遇到了哪些挑战？

_____

_____

_____

_____

（三）"暴露阶梯"

你和孩子练习了"暴露阶梯"的哪一步？

_____

孩子掌握这一步了吗？孩子准备好进入他"暴露阶梯"的下一步了吗？记住，一旦孩子的焦虑显著减少了（即至少减少 50%），他就已经掌握了当前的步骤，准备好进入下一步了。

_____

_____

　　在为孩子准备这一步、与孩子一起练习这一步并对孩子这一步的练习给予
奖励时，你取得了哪些成功？

　　在与孩子练习"暴露阶梯"步骤之前、期间和之后，你们遇到了哪些挑战？

　　根据上周的学习，当本周完成《放松情绪体验活动手册》和"暴露阶梯"
步骤，并练习"放松工具"时，你会采用什么不同的方法吗？

重要提示

如果你对孩子需要学太多的内容和缓慢的学习速度而感到不堪重负，请放心：你来对地方了！不仅为了孩子，而且为了你们俩，有很多东西要学习。我们发现用食物来进行类比是一种很有用的方法。想象一下，如果你看到自己在一年内需要吃的食物都堆在面前的桌子上，你会作何感想。那场面肯定会是压倒性的，你根本不想开始去吃它们。然而，如果每天吃3~5次，每次只吃其中的一点，那么吃掉所有食物的目标肯定可以在一年内完成。使用这些策略来少量多次地教孩子，你将会达到你的目标。

介绍"放松的树莓瑞安"

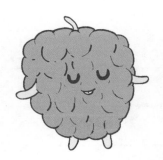

"放松的树莓瑞安"这个角色用来给孩子介绍放松。在附录B中，你会发现一个被裁剪并涂色的"放松的树莓瑞安"手指玩偶。在《放松情绪体验活动手册》的第一页，你将看到"放松的瑞安"的照片和一小段"放松的瑞安"的自我介绍。

该段内容如下：

嗨，我是放松的树莓瑞安，我感到放松。当我感到放松的时候，我会微微一笑，脸部肌肉放松，有时我也会闭上眼睛。当我感到放松时，我的身体感到很轻盈，好像我可能会飘走一样。有时候我会变得很放松，甚至睡着了！有人给我读了一个特别好的故事后，我感到很放松，泡个泡泡浴也会让我感到很放松。我喜欢放松的感觉。

正如讲述前面的情绪一样，和孩子一起通读介绍，用手指玩偶表演出来。赋予"放松的瑞安"自己独特的声音，比较一下，什么让瑞安放松，什么让你的孩子放松。

　　讨论"放松的瑞安"的一些思路：

✓　用一种轻松、缓慢而稳定的声音为"放松的瑞安"配音。

✓　让"放松的瑞安"的动作轻柔缓慢。

✓　确保你的孩子理解快乐的活动（心率提高，使他感到兴奋的愉快活动）和放松的活动（心率降低，使他感到放松的愉快活动）之间的区别。

✓　你来扮演"放松的瑞安"，问孩子什么可以让他放松，你听他的回答。

✓　记得要跟随孩子的节奏和理解力。

用"情绪温度计"探索放松

　　"情绪温度计"将再次被用来探讨那些让孩子"有点放松"、"放松"和"特别放松"的活动、景象、记忆和声音。

　　用放松的声音扮演"放松的瑞安"，告诉孩子瑞安想知道更多的孩子对放松的感觉，包括是什么让孩子感到"有点放松"、"放松"和"特别放松"。接下来，从杂志、照片和网络上找一些看起来很放松的人和动物的图片。把每张放松的图片剪下来粘在温度计上，粘到孩子认为应该放的水平上。接下来，鼓励孩子在"有点放松"、"放松"和"特别放松"的相应页面上画出或写出更多使他放松的触发因素。在整个活动期间，你还要和孩子讨论什么会让你感到"有点放松"、"放松"和"特别放松"。

　　请记住，许多年幼的孩子对放松的感觉并没有太多的体验，并且通常误认为快乐和放松是相同的感觉。重要的是要不断地向孩子指出，快乐的活动是能给孩子积极的感觉、稍微增加他的心率、赋予他能量的活动；而放松的活动是给孩子愉快的感觉、降低他的心率、让他的身体慢下来的活动。

活动：为"放松温度计活动"做准备

　　对于这项活动，你事先准备好一些可以让孩子放松的建议是很重要的，这样你就可以在必要的时候提供出来。下面，写下是什么让孩子"有点放松"、"放松"和"特别放松"。

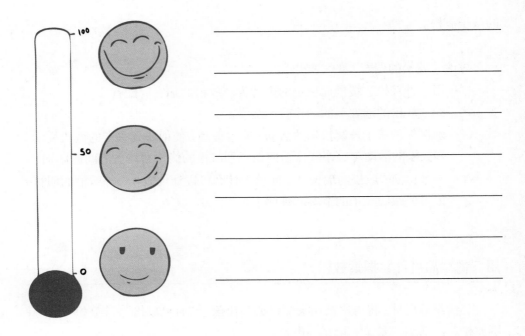

接下来，写下你自己的想法，哪些触发因素使你感受到三种程度的放松，并考虑一下，你乐意与孩子分享你列表里的哪些内容。

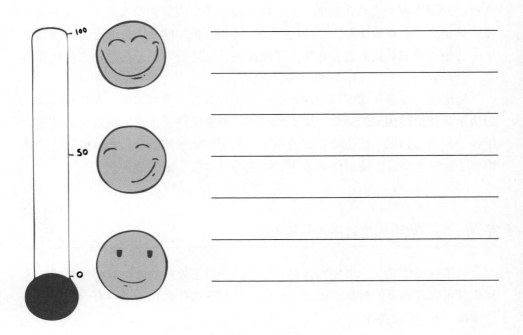

通过"我们都是不同的"的活动探索他人的观点

　　与在其他活动手册中的活动一样，孩子的下一个活动叫做"我们都是不同的"。"我们都是不同的"活动旨在帮助孩子了解到，有时其他人和他有相同的想法及感受，但有时其他人也有不同于他自己的想法和感受。

　　在《放松情绪体验活动手册》第 50 页的空白处，你和孩子可以写下：
- 一件让你和孩子放松的事。
- 一件让孩子放松，但不会让你放松的事。
- 一件让你放松，但不会让孩子放松的事。

　　和孩子一起通读这里的每个问题，讨论可能的答案，然后把这些答案写进手册里。

活动：为"我们都是不同的"活动做准备

　　在"我们都是不同的"活动中，为潜在的答案准备一些建议是有帮助的。

　　什么样的活动或触发因素会让你和孩子感受到放松的感觉？

_____

_____

　　什么样的活动或触发因素会让孩子感受到放松的感觉，但不会让你感到放松？

_____

_____

什么样的活动或触发因素会让你感受到放松的感觉，但不会让孩子感到放松？

通过"面孔先生"活动学习识别放松的面部表情

孩子工作簿上的下一个活动是"面孔先生"。和其他的"面孔先生"活动一样，你将需要铅笔，一些可能是从网上、书籍或杂志上找来的放松面孔的照片和图片。

活动开始时，给孩子看一些放松的面孔的图片和照片。让孩子指出是什么让这些脸看起来放松。向孩子指出，一张放松的脸是：

- ✓ 眉毛低低的。
- ✓ 面部的肌肉没有紧绷感。
- ✓ 额头上和两眼之间没有皱纹。
- ✓ 眼睛半闭着或"柔柔的"样子。
- ✓ 一丝微笑。

一旦孩子明白了放松的脸是什么样子的，让他为你画一张放松的脸，或者对着镜子做出一个放松的脸，或者做一个放松的脸的视频或照片。然后让孩子在他的《放松情绪体验活动手册》里画一张放松的脸。

通过"放松的身体迹象"活动学习识别放松

孩子们需要能够识别他们放松的身体迹象。放松的身体迹象是生理迹象，表明威胁已经过去，身体正在平静下来。一旦孩子能够注意到并去留意这些身体迹象，就更有可能达到放松的状态了。

在《放松情绪体验活动手册》的第53页，"放松的瑞安"描述了它放松时的身体迹象。其中包括：

- 缓慢且规律的心跳。
- 眼睛和下巴很放松。
- 肚子舒缓。
- 手臂和腿部的肌肉柔软而沉重。
- 肌肉柔软。
- 呼吸缓慢。
- 没有手汗。

在活动开始之前，要熟悉放松的身体迹象。想想孩子在经历中度到高度放松的时候，他看起来怎么样？你当时注意到了他身体的哪些迹象？他有没有评论他的身体感觉如何？

在"放松的身体迹象"活动开始时，请通读"放松的瑞安"的身体迹象，用树莓玩偶表演出来。然后，让"放松的瑞安"和你的孩子讨论他放松的身体迹象。记得和孩子讨论你已经确定的他感到放松的情况。但是，请记住，许多年幼的孤独症儿童并没有意识到他们任何放松的身体迹象。

如果孩子不记得这种情况，或者正在努力地识别自己的放松迹象，那就更广泛地谈谈大多数人所感受到的放松的身体迹象。在这个阶段，向孩子指出你自己经历过的放松的身体迹象也会很有帮助。

然后，在下一页，帮助孩子在放松的身体迹象画上箭头，指向身体中每个被感受到的区域。

重要提示

本周晚些时候，一旦你已经教会了孩子三种放松策略，请重新进行一次"放松的身体迹象"活动。孩子可能会增加一些放松的身体迹象到他的列表中。

"情绪工具箱"中的"放松工具"

与之前的趣味情绪体验活动一样，你将向孩子介绍一套新的来自于"情绪工具箱"中的"情绪工具"，即"放松工具"。"放松工具"是减少孩子焦虑或愤怒感并增加他们放松感的一些策略。"放松工具"通过打开身体的副交感神经系统来工作，这是一个内置于每个人体内的生理系统。这是一个非常方便的系统，因为它关闭了身体的"战斗、逃跑或僵住"反应（焦虑）。在试验研究中发现了许多不同的放松工具，可以有效地开启副交感神经系统，从而使人能够管理自己的焦虑和愤怒情绪。在趣味情绪体验活动的这个阶段，你将向孩子介绍其中的三种放松策略：

- ✓ 放松式呼吸。
- ✓ 渐进式肌肉放松。
- ✓ 引导式想象。

介绍放松式呼吸

第一个"放松工具"是放松式呼吸。放松式呼吸通过打开身体的放松系统，也被称为副交感神经系统，诱导放松的感觉，并使心灵平静。从本质上讲，放松式呼吸会改变血液中氧气和二氧化碳的含量，这反过来又会打开负责平静下来并停止"战斗、逃跑或僵住"反应的身体系统。当孩子开始变得焦虑或愤怒，或者在他们需要冷静的情况下，如睡前，放松式呼吸是有帮助的。

放松式呼吸涉及三种技能：

1. 用鼻子吸气，用嘴呼气。
2. 使呼气时间长于吸气时间。
3. 呼吸时收缩腹部肌肉（而不是胸部肌肉）。

《放松情绪体验活动手册》中每一项呼吸活动都旨在教孩子这些技能。

（一）闻闻花香，吹灭蜡烛

第一项活动"闻闻花香，吹灭蜡烛"旨在帮助孩子学习用鼻子吸气和用嘴呼气。

在《放松活动手册》的第 55 页，有如下说明：

1. 假装左手拿着一朵花。
2. 假装右手拿着一根蜡烛。
3. 用鼻子吸气，假装闻到花的味道。
4. 用嘴巴呼气，假装要吹灭蜡烛。

先给孩子读说明，然后和孩子一起完成每个动作。有些孩子也喜欢用真的花和（未点燃的）蜡烛来完成活动。坚持练习，直到你确信孩子已经掌握了这项技能。

（二）"给沙滩球放气"

第二项活动"给沙滩球放气"旨在帮助孩子学会呼气时间长于吸气时间。呼气时间长于吸气时间向身体发出强烈的信号：危险已经结束，可以放松了。

在《放松情绪体验活动手册》的第 56 页，有如下说明：

1. 用鼻子正常吸气。
2. 现在想象一下，在你的肚子里有一个巨大的充气沙滩球。当你呼气时，慢慢地、稳定地把所有的空气从你的球里呼出去。

给孩子读所有的说明，然后和孩子一起完成每个动作。许多年幼的孩子会尽可能用力地吹气，试图将空气从肺中快速呼出。如果发生这种情况，提醒孩子，我们要慢慢释放沙滩球中的空气，而不是很快。拿一个沙滩球，向孩子展示，当沙滩球阀门打开时，空气是如何慢慢流出的，这也很有帮助。对于喜欢比赛的孩子来说，另一个有用的思路是，看看谁的呼气时间最长。

（三）带上你最喜欢的玩具去兜风

第三项活动"带上你最喜欢的玩具去兜风"旨在教孩子用他们的腹部肌肉而不是胸部肌肉来呼吸。

在《放松情绪体验活动手册》的第 57 页，该活动的说明如下：

1. 仰面躺在地板上。
2. 把玩具放在肚子上。
3. 正常吸气的同时，把你的腹部肌肉鼓起来。
4. 慢慢呼气，同时收缩腹部肌肉。
5. 继续练习和观察，看看你的玩具是否会上下移动。

给孩子读所有的说明，然后与他们一起完成每个操作。

介绍渐进式肌肉放松

第二种"放松工具"是渐进式肌肉放松。在《放松情绪体验活动手册》中，渐进式肌肉放松被称为"绷紧和放松的肌肉"，使幼儿更容易理解。正如我们在第一阶段中讨论的，肌肉紧张是焦虑的标志。高度焦虑的孩子通常身体很紧张，但他们没有意识到这一点。肌肉的紧张实际上会增加焦虑感，最终会导致疲劳甚至精疲力竭。幸运的是，反之亦然：放松肌肉可以产生放松的感觉，使心灵平静。渐进式肌肉放松会提高孩子对自己紧张时肌肉的感觉意识，以及与放松时的区别。渐进式肌肉放松也会教会孩子在紧张时如何放松肌肉。

渐进式肌肉放松可以每天使用，以降低孩子的整体焦虑或压力水平。当孩子开始变得焦虑或愤怒时，或在他需要保持冷静的情况下，比如睡前，它也是有帮助的。渐进式肌肉放松也可以配合放松式呼吸使用。

在《放松活动手册》的第 58 页，有一个适合儿童使用的"渐进式肌肉放松"脚本，标题为"果汁制作食谱"。给孩子阅读这个脚本，并和他一起完成操作。

介绍引导式想象

第三个"放松工具"是引导式想象，想象可以帮助你的孩子通过专注和平静他们的想法来放松。

想象法可以每天使用，以降低孩子的整体焦虑或压力水平。在孩子需要冷静的情况下，想象法也很有帮助。我们发现它对那些因为焦虑而难以入睡的孩子特别有用。

在《放松情绪体验活动手册》的第 59 页，是一个带有引导语的描述海滩场景的放松脚本。当然，孩子可以想象他喜欢的任何平静的地方——例如，森林、湖泊或安静的房间。重要的是，要专注于这个地方的感官细节——温柔的声音、宜人的气味、景色和他能触摸到的东西。

练习"放松工具"

你本周的"周计划"包括和孩子练习这些技巧——如果可能的话，每天练习几次。学习放松就像学习任何技能一样：我们需要练习它，以便能够轻松地做到。

在孩子学习"放松工具"期间，鼓励他只在他已经很开心和 / 或放松的时候才练习这些技巧。如果在感到焦虑或生气的时候学习新技能，对孩子来说太难以承受了。当孩子第一次开始学习使用"放松工具"时，只在那些对孩子来说已经是非常放松的地方练习是有帮助的，比如在家里、他自己的床上、你的床上、一个小隔间或你家里一个特殊的"放松"空间。当孩子对这些"放松工具"越来越熟悉时，继续在其他不那么放松的地方练习使用这些工具，比如在车里或厨房里。请记住，当孤独症儿童的日常活动是可预测的时候，他们可以出色应对。因此，在他们的日常视觉计划中增加放松练习，并在练习时间之前提前提醒他们。

你自己使用"放松工具"

和往常一样，你自己练习使用"放松工具"是很重要的，可以使你：
- ✓ 在困难的情况下保持冷静。
- ✓ 更轻松自信地教孩子如何使用这些工具。
- ✓ 向孩子示范有效的情绪调节。

无论是在教孩子这项技能之前还是在教他的时候，你自己学习如何使用渐进式肌肉放松都是很有用的。为了帮助你做到这一点，请使用互联网上创建的众多让人放松的音频。

向孩子示范使用"放松工具"

同样重要的是，通过展示"放松工具"的有效使用，向孩子示范有效的情绪调节。当你感到焦虑、压力或紧张时，请使用以下脚本示范"放松工具"的使用：

> 我发现我开始感到有点担心了，我的肩膀感觉很紧，我要用呼吸工具让自己冷静下来。

接下来，使用上述的一种呼吸工具向孩子展示，并说：

> 啊！我现在感觉平静多了！当我平静下来，我更加机敏，我能应付得来。

与前面的工具一样，记得调整这个脚本，以适应你的风格和孩子的理解水平。

鼓励孩子在经历焦虑或愤怒时使用"放松工具"

就像我们使用的所有策略一样，一旦你教会了孩子如何使用"放松工具"，并且他在不感到焦虑的时候练习了这些工具，那么，在孩子感到焦虑时鼓励他使用这些策略是很重要的。同样重要的是，你要帮助孩子使用"放松工具"，并且和孩子一起使用"放松工具"。当孩子感到"有点焦虑"、"有点生气"、"焦虑"或"生气"时，"放松工具"的效果最佳。

第八阶段周计划

本周"周计划"的第一个目标是开始教孩子有关放松的情绪状态，包括他所经历的各种程度的放松、身体的放松感觉、如何识别放松的面孔，以及

使人们放松的原因各有不同。"周计划"的第二个目标是开始教孩子如何使
用"放松工具"。"周计划"的第三个目标是练习孩子"暴露阶梯"的一步。

　　你与孩子一起准备、安排"周计划"，然后完成以下活动：
1. 与"放松的瑞安"见面。
2. 用"放松温度计"探索不同程度的放松。
3. "我们都是不同的"。
4. "面孔先生"。
5. 放松的身体迹象。
6. "放松式呼吸"。
7. "渐进式肌肉放松"。
8. "引导式想象"。
9. "意识工具"的日常练习。
10. "放松工具"的日常练习。
11. 示范"放松工具"的使用。
12. 练习"暴露阶梯"步骤。

行动

　　在"周计划"上，用铅笔填入本周你要与孩子完成的《放松情绪体验活
动手册》内容的时间。然后，在接下来的一周里，在这些预定的时间里，和
孩子一起完成活动手册中八项活动的每一项。
　　每天在完成活动手册后，安排 2 ~ 10 分钟，在孩子已经平静和 / 或快乐
的状态下，和他一起练习"放松工具"。在《放松情绪体验活动手册》末尾
的自我监控表上，让孩子记录他在使用"放松工具"之前和之后的感受。他
可以用面孔先生来记录这些感受。
　　在这一周里，试着注意你或孩子什么时候感到放松。如果你感到很放松，
告诉孩子你正在体验什么程度的放松，你正在体验怎样的身体迹象。如果你
的孩子看起来很放松，问他正在体验什么程度的放松，他正在体验哪些放松
的身体迹象。
　　在日常生活中，当你注意到你的压力水平发生变化，你感觉到更紧张时，

你可以使用三种放松策略中的一种，向孩子示范，你是如何平静下来的。

选择孩子"暴露阶梯"的一个步骤，在"周计划"上，用铅笔填入练习这一步的合适时间。如果孩子没有掌握本周"暴露阶梯"的步骤，那就重新练习这一步。如果孩子确实掌握了本周"暴露阶梯"的步骤，那就继续下一步。在接下来的一周，在这些预定的时间，和孩子一起练习这一步。最后，完成"暴露阶梯练习监控表"。

常见问题解答

1. 如果我的孩子抗拒学习放松策略，并且非常消极，怎么办？

解答：这是一个相当普遍的问题。患有孤独症的儿童不太愿意接受任何新事物。他们可能会觉得焦虑是一种威胁，他们可能更喜欢逃避，而不是学习如何处理这种不舒服的感觉。他们也更喜欢为自己找到理由，而不是接受别人的建议或指导。这是他们自我导向学习方式的一部分。如果出现这种情况，我们建议首先将学习放松与学习识别焦虑情绪分离开。取而代之，谈论更多关于平静或放松的感觉。给孩子树立这样的榜样，而不是用放松来缓解紧张或焦虑。对孩子说："感到放松不是很好吗？我喜欢平静。现在我感到有点放松了，我要用平静的呼吸来帮助我感觉更放松。"问他："你怎样才能感到放松？"告诉他，他有多聪明，知道什么能让他放松。告诉他，他的身体有多聪明，因为当给予正确的活动时，他知道如何自己放松。

抗拒的另一个原因是，当孩子试图放松和"消除心中的焦虑"时，这些焦虑似乎会进一步侵入并失控。这种情况可能发生在那些以仪式、惯例和特殊兴趣为主要应对焦虑手段的孩子身上。为了鼓励将放松作为一种有效的工具，你需要强调引导式想象，它是生动的，感觉几乎是真实的，以阻止焦虑的想法在试图放松时变得更强烈。

2. 我常感到紧张，我自己也很少感到放松，我怎么可能帮助我的孩子呢？

解答：问得好！我们建议你先自己练习这些策略。一旦你可以熟练使用这些策略，就该教你的孩子了。在你达到这一步之前，教你的孩子这些策略是不太可能奏效的。如果你很难专注于自己的放松策略，可以考虑和一个同样焦虑的朋友一起做，或者找一个心理咨询师或心理学家来帮忙。如果高度焦虑对你来说是一个持续和困难的问题，那就去看临床心理专家吧。这一步可能比项目中的任何其他步骤都更能帮助你的孩子。

"放松工具" 练习监控表

天数	所练习的 "放松工具"	点评
1		
2		
3		
4		
5		
6		
7		

"暴露阶梯" 练习监控表

天数	所练习的 "暴露阶梯" 步骤	成功的练习（即孩子保持这种状态，直到焦虑减少了）是/否	点评
1			
2			
3			
4			
5			
6			
7			

第九阶段

愤怒和"物理工具"

第九阶段概述

第九阶段的目的是介绍一些让孩子识别愤怒情绪的活动。你还将了解到"物理工具"，以及教孩子如何使用"物理工具"的活动。

在第九阶段，你将学到：
- ✓ "愤怒识别工具"：
  - 教孩子什么是愤怒情绪以及可以感受到不同强度的愤怒的活动。
  - 教孩子关于他人的观点、想法和感受的活动。
  - 教孩子识别他人的愤怒的活动。
  - 教孩子关于愤怒的身体迹象的活动。
- ✓ "物理工具"：
  - 教孩子如何使用"日常物理工具"的活动。
  - 教孩子如何使用"发泄愤怒的物理工具"的活动。
- ✓ "周计划"。

你需要：
- ✓ 第八阶段的监控表。
- ✓ "愤怒的苹果艾伦"，一种被裁剪并涂色的苹果玩偶，或商店买的苹果玩偶。
- ✓ 剪刀和胶水。
- ✓ 彩色铅笔和钢笔。
- ✓ 含有人们愤怒表情的书籍、杂志或照片。
- ✓ 《愤怒情绪体验活动手册》。
- ✓ 这本书。

第八阶段周计划回顾

在上周的"周计划"中，我们要求你：

1. 和孩子一起完成《放松情绪体验活动手册》。
2. 练习使用"放松工具"。
3. 练习孩子暴露阶梯的一步。

（一）《放松情绪体验活动手册》

在完成《放松情绪体验活动手册》时，你们取得了哪些成功？你和孩子喜欢哪些活动？你的孩子理解了哪些新的概念？

_____

_____

_____

_____

_____

在完成《放松情绪体验活动手册》时，你们遇到了哪些挑战？是否有孩子不喜欢的活动或孩子难以理解的概念？你如何重新审视孩子难以理解的概念？

_____

_____

_____

_____

（二）"放松工具"

当和孩子练习"放松工具"时，你们取得了哪些成功？

_____

_____

_____

_____

当和孩子练习"放松工具"时，你们遇到了哪些挑战？

_____

_____

_____

_____

（三）"暴露阶梯"

你和孩子一起练习了"暴露阶梯"的哪一步？

_____

_____

_____

孩子掌握这一步了吗？孩子准备好进入他们"暴露阶梯"的下一步了吗？记住，一旦他们的焦虑显著减少了（即至少减少 50%），孩子就已经掌握了当前的步骤，准备好进入下一步了。

_____

_____

_____

_____

在为孩子准备这一步时，你取得了哪些成功？和孩子一起练习这一步，并对孩子这一步的练习给予奖励。

_____

_____

_____

_____

在和孩子一起练习"暴露阶梯"步骤之前、期间和之后，你们曾遇到了哪些挑战？

_____

_____

_____

　　根据上周的学习，在本周完成《愤怒情绪体验活动手册》和"暴露阶梯"步骤，并练习"物理工具"时，你会采用什么不同的方法吗？

_____

_____

_____

_____

_____

介绍"愤怒的苹果艾伦"

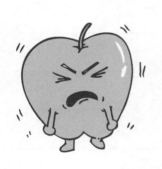

　　"愤怒的苹果艾伦"这个角色用来给孩子介绍愤怒的。在附录 B 中有一个"愤怒的苹果艾伦"手指玩偶。在《趣味情绪体验活动手册》的第 62 页，有一张"愤怒的艾伦"的照片和一小段"愤怒的艾伦"的自我介绍。

　　　　　　　　该段内容如下：

　　　嗨，我是愤怒的苹果艾伦，我感到愤怒。当我感到愤怒时，我会眉头紧皱，会咬牙切齿。我愤怒的时候，脸还会发红，身体会紧绷，我的手想打人，我的脚想踢人或踩地。当有人不经我同意就直接拿走了我的玩具时，我会感到愤怒。当我得不到我想要的东西时，我会感到愤怒。当有人告诉我是我的错或我犯了错误时，我也会感到愤怒。感到愤怒可不是什么好玩的事。有时当我愤怒的时候，我会像火山一样爆发，这样会让其他人感到害怕和不安。

正如介绍其他情绪一样，和孩子一起通读艾伦的自我介绍，并用手指玩偶表演出来，赋予"愤怒的艾伦"它自己独特的声音。比较一下，是什么让艾伦生气，什么让你和孩子生气。

讨论"愤怒的艾伦"的思路：

✓　用一种停顿、严厉、略微提高的声音为"愤怒的艾伦"配音。

✓　鼓励孩子做些什么或说些什么来帮助"愤怒的艾伦"感到不那么生气。

✓　你来扮演"愤怒的艾伦"，问孩子，是什么让他生气，你听他的回答。

✓　跟着孩子的节奏——如果孩子想和"愤怒的艾伦"一起傻，那就傻吧。

用"情绪温度计"来探索愤怒

在《愤怒情绪体验活动手册》的第 63 页有一张"愤怒的艾伦"的照片，描述如下：

> 我们都会感到不同程度的愤怒。有时我们只是有点愤怒，有时我们愤怒，有时候我们特别愤怒。我们可以通过愤怒温度计来评估我们愤怒的程度。

温度计的图片便于用来讨论是什么让你和孩子"有点愤怒"、"愤怒"和"特别愤怒"。孩子可能很难识别出自己"有点愤怒"，所以在这个层面上花一点时间是很重要的。下面的活动将使你为此活动做好准备。在《愤怒情绪体验活动手册》下一页的空白处，可以写下孩子各种程度愤怒的触发因素。

活动：为"愤怒温度计"活动做准备

在准备"愤怒温度计"活动时，写下那些让孩子"有点愤怒"、"愤怒"和"特别愤怒"的原因。

接下来，写下使你感受到三种程度的愤怒的原因。并考虑一下，你乐意与孩子分享你列表里的哪些内容。

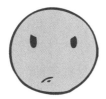

重要提示

　　孩子们可能很难区分悲伤和愤怒的感觉。把悲伤视为与失去有关（例如，失去一个玩具，或者与朋友或所爱的人道别），而把愤怒视为与不公正有关（例如，玩具坏了，或者因为你没有做的事而惹上麻烦），可能会有所帮助。

通过"我们都是不同的"活动探索他人的观点

　　孩子《愤怒情绪体验活动手册》的下一个活动叫做"我们都是不同的"。"我们都是不同的"活动旨在帮助孩子了解到，有时其他人的想法及感受和他一样，但有时其他人也有不同于他的想法和感觉。

　　在《愤怒情绪体验活动手册》第 67 页的空白处，你和孩子写下：
- 一件事会让你和孩子愤怒的事。
- 一件事会让孩子愤怒，但不会让你愤怒的事。
- 一件事会让你愤怒，但不会让孩子愤怒的事。

　　和孩子一起通读这些问题，讨论可能的答案，然后把这些答案写进手册里。

活动：为"我们都是不同的"活动做准备

在"我们都是不同的"活动中，为可能的答案准备一些建议是有帮助的。

什么会让你和孩子愤怒？

_____

_____

什么会让孩子愤怒，却不会让你愤怒？

_____

_____

什么让你愤怒，却不会让孩子愤怒？

_____

_____

通过"面孔先生"活动学习识别面部表情

孩子的工作簿上的下一个活动是"面孔先生"。

在《愤怒情绪体验活动手册》的第68页，有一张空白面孔的图片。和其他的"面孔先生"活动一样，你还需要铅笔、一些包含有愤怒面孔图片的书籍和杂志。

通过向孩子展示愤怒面孔的图片和照片来开始活动。让孩子指出是什么让这些脸看起来很愤怒。向孩子指出，愤怒的面孔有小小的眼睛、向下弯的眉毛、眼睛之间有皱纹、紧咬着的嘴巴和紧张的肌肉。然后，当孩子明白什么是愤怒的表情时，让他为你做一个。或者，让孩子对着镜子做一张愤怒的脸，或者做愤怒面孔的视频或照片。最后，让孩子在手册上画一张愤怒的脸。

通过"愤怒的身体迹象"活动学习识别愤怒

就像焦虑一样，愤怒是一种非常躯体化的情绪，具有一系列的身体变化和与之相关的体征。学习愤怒的身体迹象可以帮助孩子学会在较低的强度下更快地识别他的愤怒情绪，反过来帮助他在达到极端愤怒水平之前使用适当的情绪调节策略来使自己平静下来。你可以探索使孩子产生不同程度愤怒的情况，比如不能做某项活动、社会不公、被嘲笑或折磨、不按规则玩、被打断、未经允许拿走财物、不被倾听。这些都可以被讨论，并且用温度计来评估它们所造成的愤怒程度。

在《愤怒情绪体验活动手册》的第 70 页，有一页是"愤怒的艾伦"描述他愤怒的身体迹象。它们是：

- 眉毛竖起来。
- 额头皱起来。
- 咬紧牙关。
- 脸色发红。
- 身体紧绷。
- 肌肉紧张。
- 感到气血上涌。
- 说话的声音变大。
- 心跳加快。
- 双手想要挥拳。
- 双腿想要踢人。
- 跺脚。

然后，在下一页，有一个身体轮廓和方框，包含愤怒的每个身体迹象。在你开始这项活动之前，想想最近在你的孩子感到愤怒的时候，你观察到的他愤怒的身体迹象。

在"愤怒的身体迹象"活动开始时，通读"愤怒的艾伦"的身体迹象，并用苹果玩偶表演出来。然后让"愤怒的艾伦"和你的孩子讨论他愤怒的身体迹象。记得与孩子讨论你已经确定的让他感到愤怒的情况。在这个阶段，向孩子指出你体验过的愤怒的身体迹象也是有帮助的。但是，请注意，许多年幼的孤独症儿童并不能意识到他们愤怒的身体迹象。如果是这样的话，你可以更广泛地谈论大多数人感受到的愤怒的身体迹象。

在下一页，帮助孩子从愤怒的身体迹象框中画出箭头，指向身体中每个感受到的区域。

"情绪工具箱"中的"物理工具"

"情绪工具箱"中的下一组工具是"物理工具"。"物理工具"是一些体育活动，以释放消极情绪能量、诱导快乐和放松、平静心情和集中注意力。"物理工具"是指任何能让孩子活动起来并增加她心率的活动。"物理工具"可以是任何活动，从踩箱子到撕纸，到跳蹦床，到参加团队运动。在第九阶段，你将向孩子介绍两种类型的"物理工具"：

- ✓ "日常物理工具"。
- ✓ "发泄愤怒的物理工具"。

介绍"日常物理工具"

有规律的身体活动对孩子的情绪健康有很多好处。当我们从事体育活动时，我们的大脑会释放内啡肽，这是大脑中的一组类似吗啡的激素，可以诱导快乐感和幸福感。在缓解轻度焦虑和抑郁方面，规律的体育锻炼已被证明比药物更有效。此外，规律的身体活动可以增强协调能力、自信心和自尊心。因此，通过定期进行体育活动，可能使孩子的整体焦虑水平降低，整体幸福感提升。

在《愤怒情绪体验活动手册》的第71页，有一个故事，"愤怒的艾伦"解释说，每天完成一个"物理工具"可以帮助他感到快乐、坚强和自信。然后，在下一页，有一些关于"日常物理工具"的建议，你的孩子可以去尝试。

　　活动开始时，通读故事，并用"愤怒的艾伦"玩偶把故事表演出来。然后，在下一页，帮助孩子圈出他已经做过并喜欢的"日常物理工具"或者他可能会喜欢并愿意尝试的"日常物理工具"。

活动：我的孩子可以经常使用的"物理工具"

　　在完成"物理工具活动"之前，想一想孩子已经做过并喜欢的一些"日常物理工具"以及一些孩子可能喜欢并愿意尝试的"日常物理工具"是很有帮助的。以下是一些可能吸引孤独症儿童的体育活动列表。通读列表，勾出你可以纳入孩子日常和每周生活中的活动。

- □ 骑自行车。
- □ 骑滑板车。
- □ 游泳。
- □ 跳蹦蹦床。
- □ 跳舞。
- □ 绕着操场跑。
- □ 在游乐场玩。
- □ 扔球。
- □ 参加团队运动，如足球或棒球。
- □ 个人或团体课程（如，舞蹈课、网球课、足球技巧课）。
- □ 其他：_____。

介绍"消除愤怒的物理工具"

　　除了有益于整体的情绪健康，"物理工具"还可以帮助降低高水平的愤怒。剧烈的体力活动会迅速释放负面情绪能量。释放出这种情绪能量后，一个人会感到不那么愤怒，更轻松，并且能够更清晰地思考，更有效地解决问题。当孩子表现出"战斗、逃跑或僵住"反应中的"战斗"成分，或者他真的对某件事生气时，"发泄愤怒的物理工具"是很有帮助的。首先使用"物理工具"

将孩子的高水平愤怒降低到较低水平，然后使用其他工具帮助孩子进一步平静下来，这样会有所帮助。

在《愤怒情绪体验活动手册》的第73页，有一个故事，在故事中，"愤怒的艾伦"解释说，当他真的感到愤怒时，他需要使用他的"发泄愤怒的物理工具"来使他的身体运动起来，释放出愤怒的能量。然后，在接下来的页面中，有一些"发泄愤怒的物理工具"的建议，供孩子尝试。

活动开始时，通读故事，用"愤怒的艾伦"玩偶把它表演出来。让"愤怒的艾伦"问孩子，是什么让他生气，然后将什么会让艾伦生气和什么会让孩子生气作比较。另外，让"愤怒的艾伦"问问孩子，生气的时候他会做什么，并将你孩子生气时的行为与艾伦生气时的行为进行比较。然后，在下一页中，帮助孩子把他生气时想尝试使用的"物理工具"圈出来。

活动：我的孩子可以用来"发泄愤怒的物理工具"

下面是一系列身体活动，可以帮助孩子安全地释放他的消极情绪能量。仔细阅读列表，勾选出可能对你孩子有吸引力的活动。

- □ 撕碎纸或杂志。
- □ 踩瘪纸板箱。
- □ 挤压压力球。
- □ 挤压枕头。
- □ 胖揍枕头。
- □ 对着枕头尖叫。
- □ 踢球。
- □ 扔球。
- □ 在后院跑来跑去。
- □ 在蹦床上跳跃。
- □ 其他：_____ 。

练习"物理工具"

（一）"日常物理工具"

孩子们通常不需要学习如何使用"日常物理工具"；而重要的是，他们在日常的基础上使用这些工具来减少消极情绪，增加幸福感和自信心。同样重要的是，他们要学会识别"日常物理工具"对他们情绪的影响。

你这周的"周计划"包括安排时间让孩子每天至少使用一种他的"日常物理工具"，并帮助孩子评估他使用"日常物理工具"之前和之后的感受。在《愤怒情绪体验活动手册》的最后一页，有一个自我监控表，可以让孩子用情绪温度计记录他在完成"日常物理工具"之前和之后的感受。这个设计是让孩子在使用"日常物理工具"之前画出愤怒的脸来表达她的感受，然后在使用该工具后画出不那么生气的脸，甚至是一张放松的脸。有些家庭发现，将此页面从工作簿中撕下来（或复印），贴在冰箱或家庭公告板上，有助于提醒他们完成这个监控表。

（二）"发泄愤怒的物理工具"

就像许多其他的情绪工具一样，使用"发泄愤怒的物理工具"的技能，需要进行练习。当你第一次和孩子练习"发泄愤怒的物理工具"时，应该在孩子高兴的时候做。因为对他来说，在他感到愤怒时学习这项新技能太过苛刻了。最初的几个练习应该是角色扮演，其中，你和孩子角色扮演当孩子生气时如何使用"发泄愤怒的物理工具"（以及你将如何帮助他使用"发泄愤怒的物理工具"）。一旦孩子明白了如何使用"发泄愤怒的物理工具"，当孩子只是有点生气或生气时，练习使用"发泄愤怒的物理工具"。在这个练习阶段，最好尝试一些不同的物理工具，以确定哪些工具最适合你的孩子。当你为孩子学习最适合他的"发泄愤怒的物理工具"时，将这些添加到焦虑生存计划中，见附录 A。你会注意到，当孩子的愤怒处于更高程度时，"物理工具"的效果最好；需要把这点记录在那里。

你自己使用"物理工具"

和往常一样，你自己练习使用"物理工具"也非常重要，可以使你：

✓ 将压力、焦虑和愤怒的整体水平降低。

✓ 更加轻松和自信地教孩子如何使用这些工具。

✓ 向孩子示范有效的情绪调节。

活动：我可以用来消除愤怒的"物理工具"

现在花点时间记录下你可以在本周使用的"日常物理工具"和"发泄愤怒的物理工具"。

我可以使用的"日常物理工具"：

_____

_____

_____

_____

_____

我可以使用的"发泄愤怒的物理工具"：

_____

_____

_____

_____

_____

_____

向孩子示范"物理工具"的使用

同样重要的是，通过展示对"物理工具"的有效使用，向孩子示范有效的情绪调节。请记住，有效地使用这些工具并不意味着它一定会完美地起作用。证明你在努力也是非常重要的。当你犯了一个错误，忘记使用某个工具，或者这个工具不起作用时，告诉孩子发生了什么以及你是如何从中汲取教训的。

当你使用"日常物理工具"时，与孩子分享你所体验到的快乐和自信的积极感受。

当你生气时，请使用以下脚本示范"物理工具"的使用：

> 我刚刚注意到我开始感到生气了。我的肌肉绷紧了，我感到很热，我的心跳加快了。我要用我上下楼梯的"物理工具"让自己平静下来。

接下来，像上面描述的那样示范上下楼梯，然后说：

> 我感觉平静多了。现在我将会反应更快，能更好地应对了。

与以前的工具一样，请记得调整此脚本以适应你的风格和孩子的理解水平。

如果你忘记使用工具，失去了冷静（理智）——例如，对孩子大喊大叫或说了一些事后后悔的话——事后尽快向孩子道歉，并描述你本可以做得更好的地方。例如：

> 很抱歉我今天早上发脾气了。我忘记使用"工具箱"中的"工具"了。下次，我会记得使用"物理工具"来消除愤怒，要去上下走楼梯，

而不是大喊大叫。没关系；没有人是完美的。

年幼的孤独症儿童可能会对自己很苛刻。请你示范善待自己，尤其是当你不是最好的自己的时候。

鼓励孩子使用"物理工具"来减少高水平的愤怒

当孩子能够自如地使用"物理工具"，并且你有两到三个"物理工具"列表，这些工具对孩子很有效，当孩子真的很生气的时候，鼓励和帮助他使用"物理工具"。记住，你积极帮助孩子使用他的"物理工具"是非常重要的。

第九阶段"周计划"

本周"周计划"的第一个目标是开始教孩子有关愤怒的情绪，包括他所经历的不同程度的愤怒、愤怒在身体中的感受、如何识别愤怒的面孔，以及导致人们愤怒的原因是不同的。本周"周计划"的第二个目标是开始教孩子如何使用"物理工具"。本周"周计划"的第三个目标是练习孩子"暴露阶梯"的另一步。

你的"周计划"包括与孩子一起准备、安排和完成以下活动：
1. 与"愤怒的艾伦"见面。
2. 用"愤怒温度计"探索不同程度的愤怒。
3. "我们都是不同的"。
4. "面孔先生"。
5. 愤怒的身体迹象。
6. "日常物理工具"。
7. "发泄愤怒的物理工具"。
8. "物理工具"的日常练习。
9. 示范"物理工具"的使用。
10. 练习"暴露阶梯"步骤。

行动

在"周计划"上，用铅笔写下本周你要与孩子一起完成的 5 个 2 ～ 10 分钟活动（上述的活动 1 ～ 7）的合适时间。然后，在这些预定的时间，和孩子一起完成《愤怒情绪体验活动手册》中的每项活动。

每天，一旦你完成了《愤怒情绪体验活动手册》，安排 2 ～ 10 分钟，在孩子已经平静和 / 或快乐的时候，和她一起练习一个"日常物理工具"。使用自我监控表来跟踪孩子在使用"日常物理工具"之前和之后的情绪，并做出点评。

在"周计划"上，每周也安排 3 ～ 4 次使用"发泄愤怒的物理工具"进行角色扮演。但请记住，在第一周，这些角色扮演需要在孩子已经平静或快乐的时候进行，所以你可能需要灵活地安排这些预定的时间。

在这一周中，试着关注你或孩子感到生气的时间。如果你很生气，告诉孩子你正在经历什么程度的愤怒，以及你正在体验什么样的愤怒的身体迹象。如果孩子看起来很生气，让他评估自己的愤怒程度，并描述他愤怒的身体迹象。

在一周中，还要示范使用"物理工具"来减少你的愤怒。

在"周计划"上，从孩子的"暴露阶梯"中选择一个步骤，用铅笔写下练习这个步骤的合适时间。然后，在接下来的一周里，在这些预定的时间里，和孩子一起练习这个步骤。最后，完成"暴露阶梯练习监控表"。

常见问题解答

1. 如果我的孩子坚持说他对任何事情都不会感到愤怒，或者他拒绝完成"愤怒温度计"活动怎么办？

解答：偶尔，在愤怒情绪体验的活动中，孩子们会否认在你提到的情境中经历过愤怒，或者否认曾经经历过任何愤怒。孩子们这样做的原因有很多，有时孩子们通常会把生气和惹麻烦联系在一起，因为在过去，他们会因为生气时打人或说一些伤人的话而受到训斥。重要的是，要向孩子解释，生气并没有什么错，每个人都会有生气的时候。但是，生气的时候通过打人、踢人、说伤害性的话或损害别人的东西，让你的愤怒伤害到别人是不可以的。对年幼的孩子来说，一个很好的口头禅是"生气可以，但发怒不可以。"

"物理工具" 练习监控表

天数	所练习的 "物理工具"	点评
1		
2		
3		
4		
5		
6		
7		

"暴露阶梯"练习监控表

天数	所练习的"暴露阶梯"步骤	成功的练习（即孩子保持这种状态，直到焦虑减少了）是/否	点评
1			
2			
3			
4			
5			
6			
7			

第十阶段
喜爱和"社交工具"

第十阶段概述

第十阶段的目的是介绍一些用于教孩子关于"喜欢和爱"的活动。你还将了解到一些"社交工具",以及你教孩子如何使用这些"社交工具"的一些活动。

在第十阶段,你将学到:

✓ "情感识别工具":
   – 教孩子关于喜欢和爱以及可以感受到喜欢和爱的不同强度的活动。
   – 教孩子关于他人的观点、想法和感受的活动。
   – 教孩子识别他人的喜欢和爱的活动。
✓ "社交工具":
   – 教孩子如何使用"社交工具"的活动。
✓ "周计划"。

你需要:

✓ 第九阶段的监控表。
✓ "有爱的柠檬露露",一种被裁剪和涂色的柠檬玩偶,或者商店买的柠檬玩偶。
✓ 剪刀和胶水。
✓ 彩色铅笔和钢笔。
✓ 包含有人们对其他人或动物喜欢或爱的表情的书籍、杂志或照片。
✓ 《喜欢和爱情绪体验活动手册》。
✓ 这本书。

第九阶段周计划回顾

在上周的"周计划"中，我们要求你：

1. 与孩子一起完成《愤怒情绪体验活动手册》。
2. 练习使用"日常物理工具"。
3. 练习使用"发泄愤怒的物理工具"。
4. 练习孩子"暴露阶梯"的一步。

（一）《愤怒情绪体验活动手册》

在完成《愤怒情绪体验活动手册》时，你们取得了哪些成功？你和孩子喜欢哪些活动？孩子能够理解哪些新的概念？

_____

_____

_____

_____

在完成《愤怒情绪体验活动手册》时，你们遇到了哪些挑战？是否有一些孩子不喜欢的活动或孩子难以理解的概念？你如何重新审视孩子难以理解的那些概念？

_____

_____

_____

（二）"物理工具"

当你和孩子一起练习"日常物理工具"时，你们取得了哪些成功？

_____

_____

_____

_____

当你和孩子一起练习"日常物理工具"时，你们遇到了什么样的挑战？

_____

_____

_____

_____

当你和孩子使用"发泄愤怒的物理工具"进行角色扮演时，你们取得了哪些成功？

_____

_____

_____

_____

　　当你和孩子使用"发泄愤怒的物理工具"进行角色扮演时，你们遇到了什么样的挑战？

_____

_____

_____

_____

　　（三）"暴露阶梯"

　　你和孩子一起练习了"暴露阶梯"的哪一步？

_____

　　孩子掌握这一步了吗？孩子准备好进入他们"暴露阶梯"的下一步了吗？记住，一旦孩子的焦虑显著减少了（即至少减少50%），他们就已经掌握了当前的步骤，准备好进入下一步了。

_____

_____

_____

　　在你与孩子完成"暴露阶梯"步骤之前、期间和之后，你们曾面临哪些挑战？

_____

_____

_____

　　根据你上周的经验，当你们本周完成《喜欢和爱情绪体验活动手册》、练习"暴露阶梯"步骤和练习"社交工具"时，你会有什么不同的方法吗？

_____

_____

_____

_____

_____

关于"喜欢和爱"的情感教育

　　在一本旨在帮助孩子管理情绪的书中加入喜欢和爱似乎很不寻常。对于那些不属于孤独症谱系的儿童来说，喜欢和爱经常被有效地用来帮助管理他们强烈而困难的情绪。然而，孤独症谱系的儿童可能会被爱的动作表达感到困惑和不知所措，比如拥抱、赞美和爱的表达。正如一名 11 岁的孤独症男孩马修所说："我不明白为什么对人体施加压力是一种安慰。"患有孤独症的莎拉在 8 岁时曾说："别哭，他们会挤压你的。"本书的两位作者强烈地感觉到，他们写的两本关于这个话题的书（Attwood and Garnett，2013a，2013b），对于孤独症儿童理解和表达喜欢和爱是有帮助的。学习喜欢和爱的情绪识别，可以让孩子敞开心扉，接受喜欢和爱并给予喜爱，从而获得与这项技能相关的巨大好处。这些好处包括安全感、讨人喜欢、可爱、有自我价值感和归属感。这些感觉中的每一种都会减少焦虑和愤怒。现在，你可以理解为什么我们不能把喜欢和爱从情感的项目中删除了！

　　在我们开始之前，先来个关于语言的注解。因为年幼的孩子往往不熟悉"喜爱"这个词，我们选择用更熟悉的词"喜欢"和"爱"来解释喜爱。

介绍"有爱的柠檬露露"

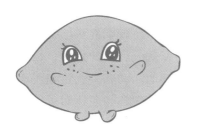

"有爱的柠檬露露"这个角色将被用来向孩子介绍喜爱。在附录 B 中，有一个被裁剪和涂色的"有爱的柠檬露露"手指玩偶。在《活动手册》的第 78 页，有一张"有爱的露露"的照片，还有一小段"有爱的露露"的自我介绍，内容如下：

> 嗨，我是有爱的柠檬露露。我喜欢很多人和动物，有些我是喜欢，有些是爱。我喜欢我的朋友，尤其是最好的朋友香蕉和灯笼果。我喜欢我所有的代表情绪的朋友，亨利、莎莉、瑞安、旺达和艾伦。我爱我的泰迪熊 Boo，我也爱我的妈妈和爸爸。喜欢和爱我的朋友和家人的感觉很棒。当我感受到"喜欢"这种情绪时，我感到既放松又快乐。我的脸是柔软和友好的。当我感受到"爱"的情绪时，我的感觉和喜欢相同，但更强烈。我也感到安全。当我向我的泰迪熊、我的妈妈和爸爸表达我对他们的爱时，他们也会感到快乐。当他们快乐的时候，我也感到快乐。

和介绍其他情绪一样，与孩子一起通读简介，用手指玩偶表演出来，给"有爱的露露"她自己独特的声音。让"有爱的露露"问问孩子，他喜欢谁和爱谁。鼓励孩子去问露露，她喜欢谁和爱谁。把露露喜欢和爱的人与孩子喜欢和爱的人进行比较。

用"情绪温度计"探索"喜爱"

和之前一样，这个活动旨在帮助你讨论不同强度水平上的情绪。用温度计和孩子讨论他"有点喜欢"、"喜欢"和"特别喜欢"的人。

活动：为"喜欢／爱温度计活动"做准备

在准备"喜欢／爱温度计活动"时，对于你的孩子"有点喜欢"、"喜欢"和"特别喜欢"的人和动物，写出一些例子。许多孤独症孩子喜欢动物，对动物有特殊的亲近感。如果他对宠物的爱超过了对家庭成员爱的强度，也不要感到惊讶！我们知道孩子会认同他所喜欢或爱的其他活动和事物。在《趣味情绪体验活动》中探索喜爱的目的是帮助孩子认识、理解和表达对可能与他们有关系的有爱意的人类或动物的情感。这些活动将极大地帮助孩子进行情绪调节，同时，也为如何以一种有意义的方式与人建立联系提供了基石。

接下来，写下使你感受到三种程度的喜欢的人，并思考一下，你乐意与孩子分享你列表上的哪些。

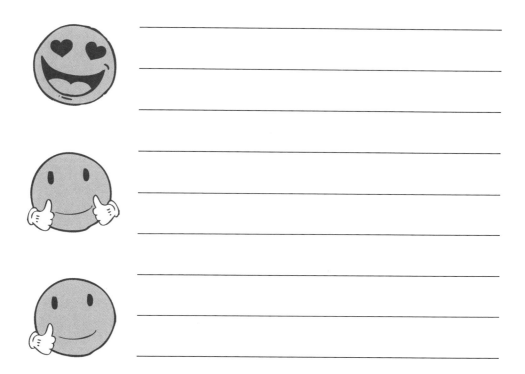

通过"面孔先生"活动学习识别面部表情

下一个活动是"面孔先生"活动，可以帮助孩子通过面部表情识别不同程度的喜欢和爱。

在《喜欢和爱情绪体验活动手册》的第 84 页有一张空白面孔的图片。和其他的"面孔先生"活动一样，你还需要铅笔，以及一些书籍和杂志，上面有表达对他人或动物的喜欢或爱的面孔图片。

通过向孩子展示不同程度的喜欢和爱的面孔图片和照片开始活动。让孩子指出是什么让一张脸看起来像是在表达喜欢或爱。向孩子指出，表达爱意的面孔的特征是：

- ✓ 温柔的眼睛。
- ✓ 放松的嘴巴。
- ✓ 舒展的脸。

然后，当孩子明白一张传达爱或喜欢的面孔由什么构成时，请他为你做一张。或者，让孩子对着镜子做一张充满爱的脸，或者做一个有爱的脸的视频或照片。最后，让孩子在手册上画出一张充满爱的脸。对孩子做一个充满爱的表情，让他看着你的脸。告诉他，当你爱他的时候，你会这样看着他。

喜爱是比较难以用语言来描述的面孔之一。让孩子看看照片、图片或现实生活中表达爱意的人和动物的眼睛将会有所帮助，这样他们就可以从视觉上记住喜爱的样子。放松、快乐和深情的面部表情的差异可能很难描述，但更容易从视觉上识别。一旦孩子能更容易地从面部识别出爱和喜欢，他可能会更愿意经常与使用非语言交流方式的人进行眼神交流。

通过"喜欢和爱的身体迹象"活动学习识别喜爱

就像任何情感一样，喜爱也有自己的身体迹象，告诉我们什么时候喜欢或爱某人或某个动物。成年人倾向于把爱的身体迹象和浪漫的爱情联系起来。当向年幼的孩子描述喜欢和爱的身体迹象时，不要想着浪漫的爱情，而是要想想你对朋友、动物、小孩或不是你伴侣的家庭成员的喜欢或爱。

在《喜欢和爱情绪体验活动手册》的第85页，"有爱的柠檬露露"描述了她喜欢某人（即她的朋友"树莓瑞安"）的身体迹象。这些是：

- 面部柔软而放松；
- 下巴放松；
- 身体感到放松；
- 肌肉感觉柔软；
- 感到快乐和平静的能量；
- 声音柔和，更安静；
- 心率减慢；
- 手放松；
- 腿感觉很舒服。

在下一页，有一个身体的轮廓和包含每个喜欢／爱的身体迹象的方框。在活动开始之前，请你想想，最近一段时间，你的孩子喜欢某人或某东西时，你观察到他的一些喜欢或爱的身体迹象。

在"喜欢和爱的身体迹象活动"开始时，请通读"有爱的柠檬露露"的身体迹象，并用柠檬玩偶表演出来。然后让"有爱的柠檬露露"与孩子讨论他的喜欢和爱的身体迹象。记得和孩子讨论你已经确定的他喜欢或爱的情况。在这个阶段，向孩子指出你所体验过的喜欢和爱的身体迹象也会有帮助。但请注意，许多年幼的孤独症儿童并没有意识到他们喜欢或爱的身体迹象。如果是这样的话，你可以更广泛地谈论大多数人感到的喜欢和爱的身体迹象。

在下一页，帮助孩子从喜欢的和爱的身体迹象方框中画出箭头指到身体上每个被感受到的区域。

"情绪工具箱"中的"社交工具"

"情绪工具箱"中的最后一套工具是"社交工具"。在《趣味情绪体验活动手册》中，我们将专注于三个"社交工具"，包括：

- 与一个关心你的人或一个宠物共度时光。包括与另一个人或动物发生的任何一种支持性的、愉快的、无压力的社交互动。
- 寻求帮助。你的孩子可能需要知道如何寻求帮助，以及向谁寻求帮助。编写一个脚本可能会有帮助。
- 告诉一个关心他的人他的感受——例如，告诉你"我很生气"。

为了帮助孩子学习使用"社交工具"，你应该帮助他决定该去找谁。考虑一下，哪些支持你孩子的成年人和孩子可以通过以下方式帮助孩子减少他的负面情绪，增加他快乐和放松的感觉：

- 认同他的愤怒、悲伤或焦虑情绪。
- 用他能理解的方式表达爱或喜欢——例如，给予赞美。
- 帮助产生积极的自我对话。
- 帮助解决问题。
- 鼓励使用"情绪工具箱"。
- 帮助暂时转移对愤怒、悲伤或焦虑的感觉和想法。

通常情况下，社交互动对年幼的孤独症儿童来说是有压力的，所以明智地选择这些支持他们的人是很重要的。选择符合以下条件的人员：
- 对你的孩子有真诚的感情。
- 了解你孩子的优势和困难。
- 愿意倾听你孩子的声音。
- 对你的孩子有耐心。
- 给予情感上和实践上的支持。
- 不批评你的孩子。
- 不大喊大叫。

与宠物和动物花时间相处也是很棒的。动物通常是让孤独症人士快乐和放松的重要资源。

介绍"社交工具"

在《喜欢和爱情绪体验活动手册》的第 87 页，有一个故事，"有爱的柠檬露露"解释说，当她焦虑或悲伤时，她需要使用她的"社交工具"来帮助她感觉好一些。她解释了她的"社交工具"是什么，以及她喜欢和谁共度时光。她的"社交工具"包括与她喜欢和爱的人共度时光、寻求帮助，以及告诉朋友或成年人她的感受。这些就是上述的三个"社交工具"。

在《喜欢和爱情绪体验活动手册》的下一页，有一些建议，给那些与你孩子一起使用他的"社交工具"的人们，并有空白处以供写下他们的名字——例如，妈妈、爸爸。下面，有一个活动要完成，为这次与孩子的讨论做准备。

最后，我们描述了这三个"社交工具"，并留有空白以记录这些工具使用时的情况。

有时，孤独症儿童很难理解使用"社交工具"的价值。经常与孩子讨论生活中他喜欢和爱的人和动物的益处是非常有帮助的。爱我们的人，无论是倾听并给予肯定、指导和鼓励，还是和我们一起笑，与我们一起享受兴趣，表达他们对我们的爱，或者只是放松地和我们共度时光，这些互动可以成为我们面对困难情绪时所需的修复策略。出于这个原因，我们把与我们喜欢和爱的人和动物的互动作为"社交工具"列入了"情绪工具箱"中。

活动描述

活动开始时，通读故事，用"有爱的柠檬露露"表演出来。让"有爱的柠檬露露"问孩子，在他焦虑、悲伤或愤怒时谁能帮助他感觉好一些。把谁能帮助你的孩子感觉好一些和谁能帮助"有爱的柠檬露露"感觉好一些进行比较。还有，让"有爱的柠檬露露"问你的孩子他如何寻求帮助，以及他寻求帮助的频率。然后，在下一页，帮助孩子找到他可以去寻求帮助的人和让他感觉好一些的人。翻到第89页，讨论一下你孩子可以用来帮助他感觉好一些的三个"社交工具"。

最后，在《喜欢和爱情绪体验活动手册》的最后一页，是所有"情绪朋友"以秘密形式送给孩子的特别信息，把这个读给孩子听。如果他有任何疑问，这个特别的秘密就是给孩子的一个特别的信息，帮他记住，如果某种感觉太强烈，邀请相反的东西进入他的身体是非常有帮助的。例如，如果孩子感到悲伤，让他欢迎"快乐的亨利"，他可以用"快乐工具"来做到这一点。当他焦虑的时候，让他用"放松工具"邀请"放松的瑞安"进来。当"愤怒的艾伦"来访时，让他邀请"有爱的露露"来帮助他，想想那些关心他的人，以及他可以使用哪个社交工具。当然，"情绪工具箱"中的任何"工具"都可以用于处理任何情绪，但我们发现，邀请相反的感觉会特别有帮助。

活动：爱我的孩子或喜欢他的人，他们可以帮助他感觉更好

想到一些人，把他们列入为孩子使用她的"社交工具"去寻求帮助的人，是很有帮助的。以下是针对年幼孤独症儿童的潜在"社交工具"列表。通读这个列表，写下那些能为孩子提供好的"社交工具"的人的名字。记住，要包括的人不仅是孩子在沮丧或焦虑时会去找的人，还包括他只是喜欢与之共度时光或与他有共同兴趣的人和动物。

□ 家庭成员：_____

□ 成人家庭朋友：_____

□ 儿童家庭朋友：_____

□ 老师：_____

□ 其他人：_____

☐ 宠物：_____

练习"社交工具"

　　正如我们曾描述的，练习"社交工具"包括与孩子喜欢的人和宠物共度时光，学习在需要帮助时寻求帮助，并把我们的感受告诉关心我们的人。与之前几周一样，你将把每项活动安排到你的"周计划"中。向他人寻求帮助和告诉他人我们的感受都需要技巧和实践。我们建议孩子在接下来的一周练习几次这些技能。

　　当孩子第一次练习寻求帮助时，要在他高兴的时候做。当孩子感到焦虑或愤怒的时候，学习寻求帮助会让他们不知所措。最初的几个练习应该是角色扮演，你、你的孩子和你选择的支持人员，可以分别扮演角色寻求帮助，然后接受帮助。当孩子懂得如何寻求帮助，并能在放松时使用这项技能时，就鼓励他在有点焦虑、愤怒或悲伤的时候练习使用这个"社交工具"。

你自己使用"社交工具"

　　和往常一样，你自己练习使用"社交工具"也是很重要的，可以使你：
　　✓　压力、焦虑和抑郁的总体水平更低。
　　✓　更轻松自信地教孩子如何使用"社交工具"。
　　✓　向孩子示范有效的情绪调节。

　　为了你的孩子，你会出于不同的原因与一系列的人交往，包括只因你喜欢某个人的陪伴而跟他在一起。现在，花点时间来记录一下谁是你的关键人物，你是否足够了解这些人，或你是否需要更多的时间和他们在一起，或者甚至在你的生活中是否需要更多的支持者。

☐ 家庭成员：_____
☐ 朋友：_____
☐ 伙伴：_____

☐ 专业人员：_____
☐ 其 他：_____
☐ 宠 物：_____

向孩子示范"社交工具"的使用

同样重要的是，通过示范有效使用寻求帮助的"社交工具"、与你爱和喜欢的人共度时光，以及能够识别和表达你自己的感受，向孩子示范有效的情绪调节。当你感到焦虑或有压力时，展示如何使用"社交工具"，或许可以使用以下脚本：

我刚刚注意到我开始感到焦虑了。我的心跳加速而且肚子也很不舒服。我将使用"社交工具"并和我的朋友打电话，她的关心总能让我感到平静。

在与你的朋友交谈后，与孩子分享它是如何帮助到你的：

啊！我感觉平静多了。现在我觉得自己很坚强，我可以更好地应对了。

与以前的工具一样，记住要调整此脚本以适应你的风格和孩子的理解水平。

鼓励孩子使用"社交工具"减少焦虑

当孩子能够自如地使用"社交工具"，并且你也有了一个可以在不同情况下支持孩子的人的名单，鼓励孩子向这些人寻求帮助。定期安排时间让孩子可以与他爱和 / 或喜欢的人在一起。

为了鼓励孩子使用"社交工具"告诉关心他的人他的感受，从快乐、放松和喜欢这些更舒服的情绪开始。注意到孩子有这些情绪的时候，对孩子说：

"你看起来很开心，你觉得快乐吗？"如果他认同，肯定他说"太好了！"或者甚至说"这也让我很开心！"。如果他不认同，证明你是对的并不重要，只需耸耸肩，并说"好吧"。

接下来，当你在孩子身上发现更不舒服的情绪时，开始给它们贴上标签。例如，你可能会说："你看起来有点生气，你觉得有点生气吗？"请记住，孤独症儿童很难识别和表达自己的情绪是很常见的。但这是一项非常重要的生活技能，孤独症儿童需要花很长时间才能学会。准备好被告知你是错的。如果发生这种情况，就耸耸肩，说"好吧"。你可能错了，孤独症儿童可能很难被读懂。如果你是对的，孩子可能当时无法认可这一点，但你试图理解和验证他的感受是一种非常有爱的行为，也是建立他对感受理解的极其重要的一部分。

第十阶段"周计划"

本周"周计划"的第一个目标是开始教孩子关于喜爱。包括他经历的各种程度的喜爱、如何识别喜欢和爱的面孔，以及当他对某人喜欢或爱时他身体的感觉。"周计划"的第二个目标是开始教孩子如何使用"社交工具"。"周计划"的第三个目标是练习孩子 "暴露阶梯"的另一步。

你的"周计划"包括与孩子一起准备、安排，然后完成以下活动：
1. 见到"有爱的柠檬露露"。
2. 用"喜欢／爱温度计"来探索不同程度的喜爱。
3. "面孔先生"。
4. "喜欢和爱的身体迹象"。
5. "社交工具"。
6. 定期练习"社交工具"。
7. 示范"社交工具"的使用。
8. 练习"暴露阶梯"步骤。

行动

在"周计划"上，用铅笔写下本周与孩子安排的 5 个 2 ~ 10 分钟活动的合适时间（活动 1 ~ 5）。然后，在接下来的一周里，在这些预定的时间，和孩子一起完成《喜欢和爱情绪体验活动手册》中的每一个活动。

每天，一旦完成了《喜欢和爱情绪体验活动手册》，在孩子已经平静和 / 或快乐时，安排 2 ~ 10 分钟，与孩子一起练习寻求帮助的"社交工具"。此外，在一周内安排一个时间，让孩子与他喜欢的人一对一地相处，比如你、另一位父母、祖父母或朋友。使用自我监控表来跟踪进度并做记录。

在这一周里，试着注意你或孩子感到深情的时刻。当你对一个人或动物感到爱或喜欢时，与孩子分享这种体验。如果孩子表现出对一个人或动物的喜爱，请让他分享他的感觉：喜欢或爱、在"喜欢 / 爱温度计"上的强度，以及在他身体的哪个部位可以感受到这种情感。

在这一周中，还要向孩子展示如何使用"社交工具"应对愤怒或焦虑等困难情绪。

在"周计划"上，用铅笔写下练习孩子"暴露阶梯"步骤的合适时间。在完成这一步时，鼓励孩子使用她已经掌握的"情绪工具"——例如，"思想工具"、"放松工具"和"物理工具"。

常见问题解答

1. 如果我的孩子因为使用"社交工具"和他喜欢的人待在一起而变得更为焦躁，怎么办？

解答：为了帮助孩子感到平静和快乐，当你用世界上所有的善意，为他们安排了一个特殊的时间，让他们与一个特别的人在一起，而这事件引发了他们的崩溃，或者孩子似乎比以前更加焦虑不安，这是非常棘手的事。如果发生了这种情况，请不要绝望。孤独症孩子的特征之一就是社交时间是他们的挑战，因此，有时在他们非常疲惫或不舒服的时候，让他们进行社交练习可能很困难。下次，请考虑一下背景压力因素是否得到了控制（孩子休息得很好，吃饱了，不口渴，感觉环境不太具有挑战性），考虑缩短接触的时间，考虑换个人或换个环境。

活动：焦虑生存计划

　　在第二阶段，我们介绍了你的"焦虑生存计划"，详见附录 A。基于在"趣味情绪体验活动"项目期间，你对孩子的所有了解，以及什么有助于减少他的焦虑，"焦虑生存计划"被纳入其中，成为参与护理你孩子的任何人的有效识别和管理孩子焦虑的快速指南。如前所述，在这个"生存计划"中，有一个温度计，你可以写下孩子焦虑的触发点和迹象（行为），以及当孩子经历轻度、中度、高度焦虑时，减少焦虑的有效策略。现在你已经完成了这个项目，关于孩子焦虑的触发因素、焦虑的迹象，以及管理每个级别焦虑的策略，你已经获得了丰富的知识。现在就花点时间把这些知识添加到你的"焦虑生存计划"中吧，这将是家庭、学校和治疗环境中无价的知识。

重要提示

　　孩子可能会经历高度焦虑，但仍然能够采用策略来应对——例如，跳上蹦蹦床来燃烧身体上的紧张。然而，当他们陷入崩溃时，请记住，他们会不知所措，大脑的思考部分是关闭的，我们需要使用不同的策略来帮助他们大脑的思维部分再次"在线"——例如，通过远离人群来或寻求安静或独处减少对大脑的刺激。

"社交工具"练习监控表

天数	所练习的"社交工具"（例如：寻求帮助，或与某人共度时光）	点评
1		
2		
3		
4		
5		
6		
7		

结语

　　祝贺！你现在已经完成了"趣味情绪体验活动"项目。我们希望你喜欢这个项目，包括与孩子一起学习焦虑以及其他五种基本情绪。我们热切希望，在你花时间学习新知识和实施新策略后，会使你感到更有能力。我们希望这些信息是有效且有用的。

　　焦虑是一个人一生中反复存在的一种状况。研究表明，对于孤独症儿童，焦虑在小学期间增加，在高中期间再次增加（Mayes 等，2011）。你通过学习并逐步骤实践这个项目，了解孩子的焦虑触发因素、焦虑的迹象以及帮助孩子的策略，可以为孩子以后的生活奠定良好的基础。随着时间的推移，这些迹象、触发因素和许多应对策略都会发生变化。继续帮助孩子了解他自己的触发因素和迹象，并学习有效的策略，将使他准备好面对未来的挑战。

　　我们鼓励你以这些方式照顾自己，就像你为孩子所做的那样，用同样的爱和同情来对待自己。你是孩子拥有的最重要的资源之一。通过管理自己的焦虑，并用爱和同情来对待自己，你不仅可以确保你有精力陪伴孩子，还可以也教他如何生活。

　　我们祝愿你在这段奇妙的旅程中一切顺利！

附录 A：
焦虑生存计划

首先，填写下一页的表格。完成表格后，从表格中添加任何对成年人有用的信息，以帮助你的孩子管理他们低、中、高水平上的焦虑。当成年人知道了焦虑的触发因素、焦虑的迹象和焦虑的应对策略时，他们将更有能力帮助自己的孩子应对每种程度的焦虑。

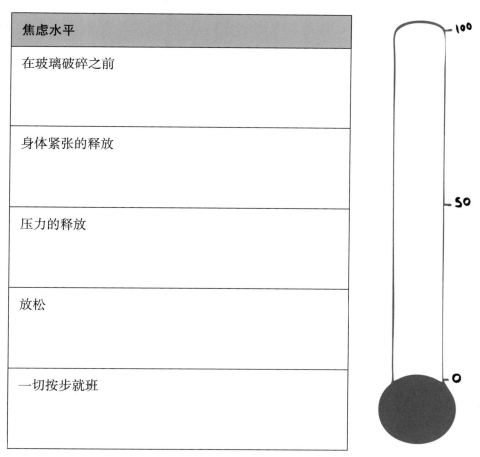

焦虑水平
在玻璃破碎之前
身体紧张的释放
压力的释放
放松
一切按步就班

高度焦虑的触发因素	高度焦虑的迹象	高度焦虑的应对策略

中度焦虑触发因素	中度焦虑的迹象	中度焦虑的应对策略

轻度焦虑的触发因素	轻度焦虑的迹象	轻度焦虑的应对策略

附录 B：
为活动项目准备玩偶的说明

　　用剪刀剪下每个水果角色和出现在每个角色旁边的长方形。接下来，使用胶带将长方形的两端固定在每个水果的背面，这样就形成了一个环。当你把手指穿过这个环时，水果就变成了玩偶。在使用玩偶之前，你可以让孩子给每个玩偶涂色。

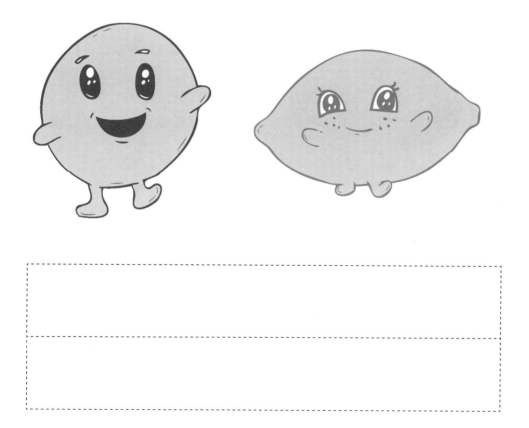

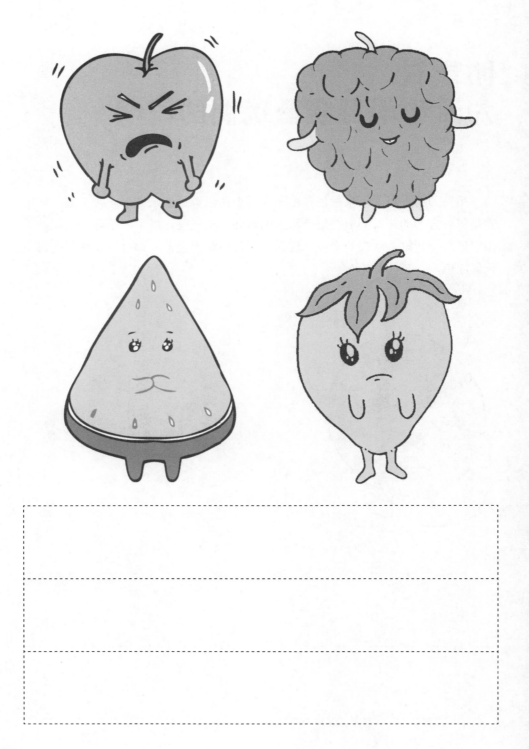

238

参考文献

American Psychiatric Association (2013) Diagnostic and Statistical Manual of Mental Disorders, 5th Edition. Washington, DC: American Psychiatric Association.

Attwood, T. (2004) Exploring Feelings: Cognitive Behaviour Therapy to Manage Anxiety. Arlington, TX: Future Horizons.

Attwood, T. (2006) The Complete Guide to Asperger's Syndrome. Jessica Kingsley Publishers: London.

Attwood, T. and Garnett, M. (2013a) From Like to Love for Young People with Asperger's Syndrome (Autism Spectrum Disorder): Learning How to Express and Enjoy Affection with Family and Friends. London: Jessica Kingsley Publishers.

Attwood, T. and Garnett, M. (2013b) From Like to Love within Friendships and Family: Cognitive Behaviour Therapy to Understand and Express Affection. London: Jessica Kingsley Publishers.

Baio, J., Wiggins, L., Christensen, D.L., Maenner, M.J. et al. (2018) 'Prevalence of autism spectrum disorder among children aged 8 years – Autism and Developmental Disabilities Monitoring Network, 11 sites, United States, 2014.' MMWR Surveillance Summaries 67, SS-6, 1–23.

Clarke, C., Hill, V. and Charman, T. (2017) 'School based cognitive behavioural therapy targeting anxiety in children with autistic spectrum disorder: A quasi-experimental randomised controlled trial incorporating a mixed methods approach.' Journal of Autism and Developmental Disorders 47, 12, 3883–3895.

Cook, J.M., Donovan, C.L. and Garnett, M.S. (2017) 'A parent-mediated, cognitive behavioral therapy group treatment for young children with high-functioning autism spectrum disorder and comorbid anxiety: Development and case illustration of the Fun with Feelings program.' Journal of Cognitive Psychotherapy 31, 3, 204–224.

Doran, G.T. (1981) 'There's a S.M.A.R.T. way to write management's goals and objectives.' Management Review 70, 11, 35–36.

Ecker, C. (2017) 'The neuroanatomy of autism spectrum disorder: An overview of structural neuroimaging findings and their translatability to the clinical setting.' Autism 21, 1, 18–28.

Gray, C. (2010) The New Social Story™ Book. Arlington, TX: Future Horizons.

Gray, C. (2015) The New Social Story Book. Future Horizons: US.

Lever, A.G. and Geurts, H.M. (2016) 'Psychiatric co-occurring symptoms and disorders in young, middle-aged, and older adults with autism spectrum disorder.' Journal of Autism and Developmental Disorders 46, 6, 1916–1930.

Luxford, S., Hadwin, J.A. and Kovshoff, H. (2017) 'Evaluating the effectiveness of a schoolbased cognitive behavioural therapy intervention for anxiety in adolescents diagnosed with autism spectrum disorder.' Journal of Autism and Developmental Disorders 47, 12, 3896–3908.

Mayes, S.D., Calhoun, S.L., Murray, M.J. and Zahid, J. (2011) 'Variables associated with anxiety and depression in children with autism.' Journal of Developmental and Physical Disabilities 23, 4, 325–337.

McConachie, H., McLaughlin, E., Grahame, V., Taylor, H. et al. (2014) 'Group therapy for anxiety in children with autism spectrum disorder.' Autism 18, 6, 723–732.

Plows, S. (2013) 'Fun with Feelings: An Emotion Management Program for 4–6-year-old Children with Asperger's Syndrome.' Unpublished doctoral dissertation, Griffith University, Brisbane, Queensland, Australia.

Russell, E. and Sofronoff, K. (2005) 'Anxiety and social worries in children with Asperger syndrome.' Australian and New Zealand Journal of Psychiatry 39, 7, 633–638.

Rutherford, M., McKenzie, K., Johnson, T., Catchpole, C. et al. (2016) 'Gender ratio in a clinical population sample, age of diagnosis and duration of assessment in children and adults with autism spectrum disorder.' Autism 20, 5, 628–634.

Sofronoff, K., Attwood, T. and Hinton, S. (2005) 'A randomised controlled trial of a CBT intervention for anxiety in children with Asperger syndrome.' Journal of Child Psychology and Psychiatry 46, 11, 1152–1160.

Sofronoff, K., Attwood, T., Hinton, S. and Levin, I. (2007) 'A randomized controlled trial of a cognitive behavioural intervention for anger management in children diagnosed with Asperger syndrome.' Journal of Autism and Developmental Disorders 37, 7, 1203–1214.

Strang, J.F., Kenworthy, L., Daniolos, P., Case, L. et al. (2012) 'Depression and anxiety symptoms in children and adolescents with autism spectrum disorders without intellectual disability.' Research in Autism Spectrum Disorders 6, 1, 406–412.

Timmins, S. (2016) Successful Social Stories™ for Young Children with Autism: Growing Up with Social Stories™. London: Jessica Kingsley Publishers.